全民科学素质行动规划纲要书系 ※ 医博士系列丛书

心病心药

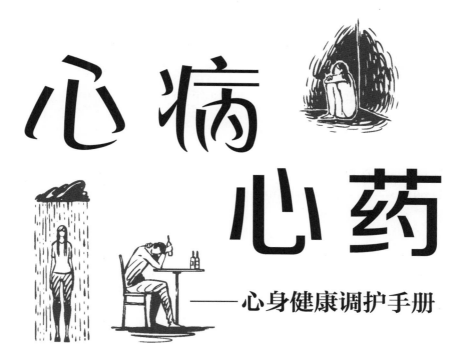

——心身健康调护手册

刘慧英 / 编著

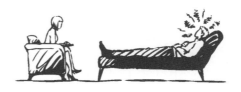

广西科学技术出版社

· 南宁 ·

图书在版编目（CIP）数据

心病心药：心身健康调护手册 / 刘慧英编著 . —南宁：广西科学技术出版社，2023.12

ISBN 978-7-5551-2124-4

Ⅰ . ①心… Ⅱ . ①刘… Ⅲ . ①心理保健—普及读物 Ⅳ . ①R161.1-49

中国国家版本馆 CIP 数据核字（2024）第 009834 号

心病心药——心身健康调护手册

XINBING XIN YAO——XIN SHEN JIANKANG TIAOHU SHOUCE

刘慧英　编著

策划编辑：罗煜涛　　　　　　　　　装帧设计：夏　军
责任编辑：李　媛　　　　　　　　　责任校对：冯　靖
助理编辑：梁佳艳　　　　　　　　　责任印制：韦文印

出 版 人：梁　志
出版发行：广西科学技术出版社
社　　址：广西南宁市东葛路 66 号　　　邮政编码：530023
网　　址：http://www.gxkjs.com

印　　刷：广西民族印刷包装集团有限公司

开　　本：787 mm × 1092 mm　　1/16
字　　数：130 千字　　　　　　　　　印　　张：9.5
版　　次：2023 年 12 月第 1 版
印　　次：2023 年 12 月第 1 次印刷
书　　号：ISBN 978-7-5551-2124-4
定　　价：48.00 元

《医博士系列丛书》编委会

主　任：纳　翔

副主任：刘家凯　黎　宁　朱其东

编　著：刘慧英

编　辑：吴晓文　彭海波　李可天

　　　　曾　旻　农小春　朱德珍

前　言

目前我国正处于经济社会快速转型期，人们的生活节奏明显加快，心理健康问题日益凸显。普及心理健康知识、提升心理健康素养是提高全民心理健康水平最根本、最经济、最有效的措施之一。为了应对新形势，国家卫生健康委等部门联合发布的《关于加强心理健康服务的指导意见》《全国社会心理服务体系建设试点工作方案》等文件中，均提出要提高国民心理健康素养水平、提高心理健康核心知识知晓率。调查研究表明，开展心理健康知识普及培训后，人们的心理健康素养水平显著提高。

2019 年 7 月，我国发布《健康中国行动（2019—2030 年）》，"心理健康促进行动"是 15 项专项行动之一，其第一项结果性指标"居民心理健康素养水平"提出，"到 2022 年和 2030 年，居民心理健康水平由当前基线值12% 分别提升到 20% 和 30%"的具体目标。然而，虽然心理健康素养已经纳入国家健康政策指标体系，但是当前许多人对心理健康素养还感到陌生。

虽然总体上人们比较重视心理健康，具备一定的心理健康知识，但是我国欠发达地区人群和低学历人群的心理健康素养水平过低，医疗卫生工作者、教育工作者等重点职业人群的心理健康素养水平有待提高。2019 年数据显示，我国公众心理健康素养达标率仅为 12%，公众对惊恐障碍、读写困难和疑病症等心理疾病的知晓率过低。一项关于我国 1997—2019 年间 65 项心理健康素养研究的元分析发现，公众在心理健康方面"不知患病"和"患病不治"的状况普遍存在，对抑郁症的识别率不到 30%，对焦虑症和精神分裂症的识别率均不到 20%。虽然有超过 80% 的人认为寻求专业的心理帮助有益，但是为解决心理健康问题而寻求专业心理服务的人数比例却不足 40%。对于心理疾病的治疗，57% 的人认为应该定期服药，而超过 60% 的人认为药物有害。

《心病心药——心身健康调护手册》是一部介绍心理健康知识，以及心理疾病的治疗和日常调护的科普读物，主要分为心理正常与心理异常、心理异常的常见疾病、心理问题的自我诊断、心理问题的自我治疗、心理问题的中医药治疗等五个部分，每个部分的内容完整、独立，通俗易懂，方便阅读。本书倡导科学、健康的生活理念，以及正确认识和看待心理问题、心理疾病的科学态度，以期引导大众树立科学就医、遵医用药的健康观，助力大众心理健康素养的提升、"健康中国"的建设及卫生健康事业的发展。

目 录

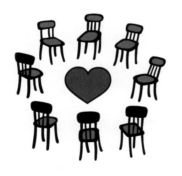

心理正常与心理异常

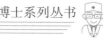

1. 心理正常

心理正常指的是一个人具备正常功能的心理活动，包括心理健康与心理不健康。

（1）心理健康

日常生活中心理出现一点小问题在所难免，属于正常情况。因此，千万不要误认为有心理问题就是心理不健康甚至不正常。心理健康的标准一般有以下几点。

①有适度的安全感，有自尊心，对自我成就有价值感。

②适度地自我批评，不过分夸耀自己，也不过分苛责自己。

③日常生活中具有适度的主动性，不被环境所左右。

④理智、现实、客观，与现实社会有良好的接触，能容忍生活中的打击，无过度的幻想。

⑤适度地接受个人的需求，并具有满足此种需求的能力。

⑥有自知之明，了解自己的动机和目的，对自己的能力有客观的认知。

⑦能保持人格的完整与和谐，个人的价值观能适应社会的标准，对自己的工作能集中注意力。

⑧有切合实际的生活目标。

⑨有从经验中学习的能力，能适应环境，适时地改变自己，同时在不违背社会标准的前提下，能保持自己的个性，不过分阿谀，也不过分寻求社会赞许，有个人见解，有判断是非的标准。

⑩有良好的人际关系，有爱和被爱的能力。

（2）心理不健康

心理不健康与心理健康相对应。当个体的心理活动变得相对失衡，并且对个体的生存发展和生活质量产生负面影响时，其心理活动便处于不健康状态。心理不健康并不等同于心理异常，因为个体此时的心理功能并未遭到破坏，也未出现精神障碍的症状（如幻觉、妄想等），所以心理不健康仍属于心理正常范畴。例如，有的人平时可能血压偏高，但并不一定就是高血压病，只要恰当调节就不会有事，可如果不能引起重视并及时调节，就有可能发展成高血压病。同样，有的人最初仅仅是心理不健康，如果不加以重视任其发展，就有可能发展成严重的心理疾病。

2. 心理异常

心理异常指人的思维、情感、知觉、人格等心理因素的异常表现。从心理学上讲，判断一个人的心理是否出现异常，通常可以从以下 3 个方面着手。

①看主观世界与客观世界是否统一。心理是人的大脑对客观世界的主观反映，正常心理活动和行为在形式和内容上与客观世界保持一致。如果一个人坚信他看到或听到了什么，而当时客观世界中并不存在他的所见所闻，那么他可能存在精神活动异常，产生了幻觉。

②看心理活动是否协调一致。人的心理活动可分为知、情、意等部分，它们是一个完整的统一体。各种心理过程之间具有协调一致的关系，这种协调一致性能保证人在反映客观世界过程中的准确性和有效性。如果一个人连续很长时间不睡觉，不仅没有感到不舒服，反而亢奋多话，则他的心理可能出现了问题。

③看人格的稳定性。人在成长过程中会形成自己独特的人格心理特征，

这种特征一旦形成，便会相对稳定，在没有重大外界变革的情况下，一般是不易改变的。因此，我们可以把人格的稳定性作为区分心理正常与心理异常的标准之一。如果一个人一直很热情，后来突然变得冷淡，并且在其生活中找不到足以使其发生改变的原因，那么可以说他的精神活动可能偏离了正常轨道。

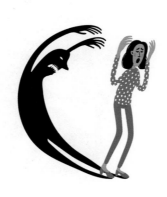

心理异常的常见疾病

1. 抑郁症

抑郁症是一种常见的情绪障碍疾病，以情绪低落、活动减少、思维迟钝、躯体症状为主要表现，以显著而持久的心境低落为突出特征。抑郁症的心境低落并不是简单的心情不好，这种心情不好往往更加强烈、更加持久，如一连几天甚至几周持续情绪低落，超出正常范畴，与周围处境极不相称。情绪的消沉可以从闷闷不乐到悲痛欲绝，甚至悲观厌世，严重者可出现幻觉、妄想等精神病性症状（见图1）。

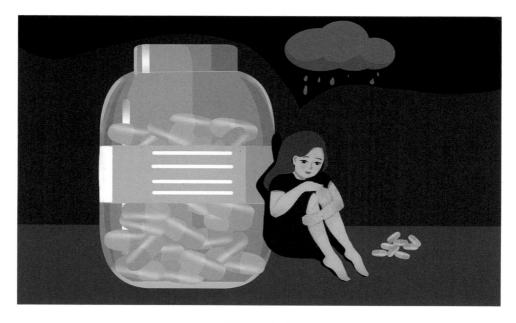

图1　抑郁症

《2023年国民抑郁症蓝皮书》披露，据世界卫生组织统计，全球有3.5亿名抑郁症患者，全世界每年因抑郁症自杀的人数高达百万。调查显示，目前我国约有9500万名抑郁症患者，女性患病率高于男性，青少年甚至儿童也会出现抑郁症。抑郁症每次发作至少持续2周，有的1年甚至数年，大多数病例有复发倾向。

2. 焦虑症

焦虑症以广泛和反复发作的紧张不安为主要特征，伴有自主神经功能紊乱、肌肉紧张、过分警觉与运动性不安等表现。患者因难以忍受又无法排解而感到痛苦。焦虑症患者往往没有明确的焦虑对象，可因一些鸡毛蒜皮的小事感到焦虑、紧张、担心，焦虑情绪可持续存在数周甚至数月，伴有精神焦虑、躯体焦虑和警觉性增强的表现，焦虑程度与客观事实或处境明显不符，严重影响日常生活和工作（见图2）。

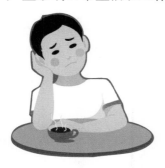

精神不振

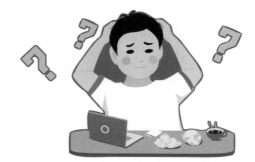

工作焦躁

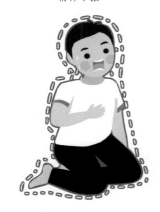

恐慌

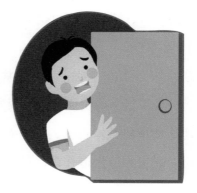

社交恐惧

图2 焦虑症

焦虑症与抑郁症是两种不同的精神疾病，抑郁症患者有时也可能伴随焦虑情绪。焦虑症患者常常表现出灾难性思维，总是担心可能会发生不好的事，脑子里可能会有各种各样的想法，但是毫无头绪，不能整理形成有效的行动策略。抑郁症患者虽然也常常往坏处想，但是其想法往往指向绝望、无助和自责，同时固化在这种思想之中。焦虑的感受是情绪不安，而抑郁的感受是情绪低落、缺乏愉悦感，对什么事情都提不起兴趣，完全没有自我满意的体验。

3. 双相情感障碍

双相情感障碍又称躁郁症，是一种大脑功能障碍，是既有躁狂发作又有抑郁发作的一类疾病。双相情感障碍的病程一般呈发作性，首次发病可见于任何年龄。躁狂和抑郁常反复循环或交替出现，也可混合存在。双相情感障碍患者通常会出现两次或多次情感和活动水平明显紊乱。

当躁狂发作时，患者常表现出情绪高涨、言语活动增多、精力充沛等症状；当抑郁发作时，患者常表现出情绪低落、愉快感丧失、言语活动减少、疲劳迟钝等症状。如果能早期发现和早期治疗，可以减轻疾病对患者社会功能的损害，减轻家庭负担。

4. 强迫症

强迫症即强迫神经症，主要症状可归纳为强迫思维和强迫行为。强迫思维指一些无意义或负面的想法反复出现在脑海中，挥之不去；强迫行为指不停地认真重复某一行为，如检查、整理、擦洗等。强迫症患者的思维中，有意识的强迫和反强迫并存，且其思维与冲动是自发的而非外界强加的（见图3）。

强迫症患者常为存在一些重复的想法，以及反复一些明知道不必要的行为而感到强烈的焦虑和痛苦，但又控制不住自己，从而影响日常生活及社会功能。正常人出现一些好似强迫的现象，如喜欢整理东西、有点洁癖等，只要自己不感到痛苦，不影响日常工作和生活，不能视为病态。

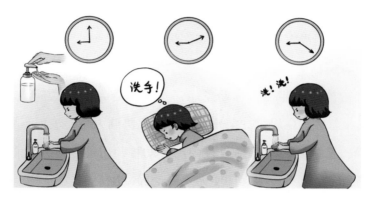

反复洗手

图3　强迫症

5. 精神分裂症

精神分裂症是一种大脑障碍，可干扰正常思维、语言和行为。精神分裂症多发于青少年时期或成年早期，潜伏期长短不一，表现较为多样，患者的行为往往荒诞离奇、不可理解。精神分裂症是一种慢性疾病，可能会持续终生并影响生活，若不积极治疗，最后会导致人格改变和社会功能退化。

精神分裂症表现多样，很多时候因为无法识别而得不到及时治疗。因此，只有充分了解精神分裂症的危险信号，在日常生活、工作和学习中遇到类似的情况时才能快速识别出来，帮助自己或他人。精神分裂症发生早期，个人的认知、情感、意志活动等方面相对于平常的状态往往已经发生了变化，一般用心观察就能识别出来。这些危险信号包括幻觉、妄想、思维紊乱、情感淡漠、意志行为减退、自知力缺失等。

（1）单纯型精神分裂症

单纯型精神分裂症主要在青少年时期缓慢发病，一般无明显诱因，初期表现为思维贫乏、情感淡漠、意志减退、精神萎靡、注意力涣散、头昏、失眠等，然后逐渐出现孤僻、懒散、兴致缺失和行为古怪等特征，以致无法适应社会需要，但没有妄想、幻觉等症状。

（2）青春型精神分裂症

青春型精神分裂症在青春期发病，发病年龄为 15～25 岁，发病形式多为急性或亚急性，以思维、情感及行为的不协调为主要表现，典型的情况如思维散漫、思维破裂，情感或行为反应幼稚，可能伴有片段的幻觉、妄想。如某些个体情感不稳定，即使无外界诱因，也会独自喜怒哀乐，但变化无常，瞬间即变。

（3）偏执型精神分裂症

偏执型精神分裂症是精神分裂症中最常见的一种类型，其发病年龄较晚，多在中年时期，发病较缓慢，以妄想为主要表现，常伴有幻觉。具体而言，患者早期表现为敏感多疑或伴有幻听，之后逐渐发展为妄想，如被害、夸大、嫉妒、疑病或物理影响等。偏执型精神分裂症病程发展较慢，发病早期个体尚能正常工作，不易被发现。

（4）紧张型精神分裂症

紧张型精神分裂症多发于中青年时期，多为急性发病，通常以表情淡漠、行为抑制为主要表现。发病初期，患者言语动作明显减少，病情严重时呈木僵状态，躺着不言、不动、不食，毫无表情，就像一个木头人。但有时又会突然解除抑制，呈兴奋状态，出现打人、毁物、逃跑等行为，常历时短暂，之后又可转回木僵状态。

6. 创伤后应激障碍

创伤后应激障碍又称延迟性心因性反应，是指在遭受异乎寻常的威胁性或灾难性打击之后出现的延迟性和持续性精神障碍。这里的威胁性或灾难性打击，医学上称为创伤性事件或应激源，通常都是异常强烈、危及个人生命安全的事件，如自然灾害中的洪水、地震、雪崩、火山爆发等，人为灾害中的严重交通事故、战争、火灾等。

创伤性事件可使个体感到极度恐惧、无助，个体处于创伤性事件发生时的体验（创伤性体验）反复出现、持续的警觉性增高和对创伤性刺激回避等状态，并造成显著的功能损害。如个体在经历亲人死亡后，梦中反复涌现与亲人生前有关的情境或内容，也可出现严重的触景生情反应，或感觉亲人死亡的事件会再次发生。此外，有的人会长期或持续性地极力回避与创伤经历有关的事件或情境，甚至出现选择性遗忘。从遭受创伤到出现精神症状的潜伏期为数周至 3 个月，很少超过 6 个月。

7. 睡眠障碍

睡眠是人的基本生理需求，大多数人一生中有三分之一的时间是在睡眠中度过的。睡眠障碍表现为睡眠量异常或睡眠中发作性异常。睡眠量异常包括两类：一类是睡眠量增多，表现为嗜睡、痴睡等；另一类是睡眠量不足，表现为入睡困难、浅睡眠、易醒等。睡眠中发作性异常是指个体在睡眠中出现一些异常行为，如梦游症、说梦话、夜惊、梦魇、磨牙、不自主笑、肌肉或肢体不自主跳动等。

世界卫生组织的一项研究揭示，全球有相当大比例的人群受到睡眠问题的困扰。在我国，成年人失眠的现象尤为普遍，儿童及青少年患睡眠障碍也并不少见（见图 4）。

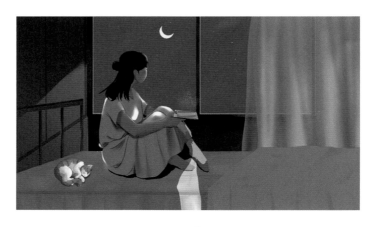

图4 失眠

8. 神经衰弱

神经衰弱是指个体长期处于紧张和压力状态下，出现精神易兴奋和脑力易疲乏的现象，常伴有情绪烦恼、易激惹、睡眠障碍、肌肉紧张性疼痛等症状。这些症状不能归于脑部疾病、躯体疾病及其他精神疾病，症状时轻时重，其波动与心理及社会因素有关，病程多迁延。

此外，神经衰弱患者的注意力也难以集中，主要表现为记忆力不佳，不论是进行脑力活动还是进行体力活动，稍久即感疲乏，经过休息或娱乐也难以恢复。患者偶尔也会出现兴奋症状，如感到精神易兴奋，回忆和联想增多等。

9. 孤独症

孤独症又称自闭症，是一种以社会交往障碍、语言和非语言交流障碍及重复刻板行为、兴趣狭窄为特征的精神发育障碍性疾病，是一种发育行为问题，并不一定会有明显的器质性器官损伤，大部分孤独症患者在进行脑部检查时没有发现明显的结构方面的问题。孤独症以男性多见，多于婴幼儿时期发病。孤独症与性格无关，也与父母的教养方式无关，具体发病原因目前在世界范围内仍不清楚。虽然流行病学研究已经筛查出部分与孤独症发病有关的危险因素，但是没有一种是导致孤独症发病的直接因素，比较公认的原因是基因变异与不良环境的交互作用，基因突变可能是孤独症发病的主因，但具体致病因素和机制尚不明确。还有一些如高龄父母、孕期感染、孕早期不良用药或接触化学物质等因素有可能增加孩子患孤独症的风险。孤独症共患其他疾病是一个普遍现象，如共患多动症、智力落后、强迫症、癫痫、抽动症、焦虑症、睡眠障碍、染色体基因病等。

不同的孤独症儿童有不同的症状，但主要表现为说话晚、反应迟钝、不合群、不懂如何与人交往和沟通，有的伴有智力发育落后、感知缺陷、兴趣范围狭窄、行为方式刻板僵硬等。绝大多数孤独症儿童需要长期的康复训练和特殊教育支持才能承担一定的社会角色。因此，当孩子有任何孤独症征兆时，应尽早到专科医院就诊，谨慎对待孩子不理会人、机械性记忆力好（如对日历、公交车时刻表、名牌汽车名称等记忆力好）、行为常常刻板重复等表现，以免陷入误区，延误诊断。

10. 人格障碍

人格又称个性，指的是个体固定的行为模式，以及在日常活动中待人处事的习惯方式，是全部心理特征的综合反映。人格障碍指的是个体明显偏离正常且根深蒂固的行为方式，具有适应不良的性质，其人格在内容、性质上或整个人格方面表现异常。患者的异常行为模式偏离了社会文化背景，会给患者自身带来痛苦，也可能贻害他人。

在精神疾病的诊断分类中，人格障碍包括多种类型。一般人在社会活动及日常生活中的个人情感、认知和待人处事都有一定的模式，应符合社会规范。若其行为明显偏离正常范围或行为模式异于常人，则为人格异常，即人格障碍。如有的人格障碍患者常为了一点小事大动干戈、暴怒不已，对他人残酷，毫无诚意，做事极度不负责任，做错事绝无悔改及内疚羞耻之心，极度自私，情感冷漠，有的患者甚至做出偷窃、赌博等危害社会之事，这类患者常常对社会适应不良，缺少朋友，且生活和工作受到严重影响。但患者往往对此毫不自知，只会推卸责任，怨天尤人，绝不检讨自己。

人格障碍通常发生于童年、青少年时期或成年早期，并持续到成年乃至终生。部分人格障碍患者病情在成年后有所缓解。值得注意的是，人格改变和人格障碍不能混淆。人格改变通常指原来人格正常，人格在经历严重或持久的应激、严重精神障碍或脑部疾病后发生改变。人格障碍可能是精神疾病发生的危险因素之一，即某种类型的人格障碍与某种精神疾病关系密切，如发病前就有偏执型人格的表现，则容易发展成为偏执型人格障碍。

（1）偏执型人格障碍

偏执型人格障碍的人以固执、敏感多疑、过分警觉、心胸狭隘、好嫉妒为主要特征。患者对自我评价过高，过分关心自己，常倾向于推诿责任，拒绝接受批评，难以面对挫折和接受失败。这类人经常处于戒备和紧张状态之下，会不自觉地歪曲他人善意举动的意图，从而产生敌意和藐视行为，并且对事态的前后关系也缺乏正确评价，容易产生病理性嫉妒心理。

（2）分裂型人格障碍

分裂型人格障碍的人以情感冷漠、敏感多疑、人际关系有明显缺陷为主要特征。如在社交时常感到孤独和不适，与亲友在一起时也会感到很不舒服，很少动感情，并且还有知觉或认知歪曲以及古怪行为。分裂型人格障碍患者一般较孤独、沉默、隐匿，不爱人际交往，不合群，既无朋友，又很少参加社会活动，显得与世隔绝。此类患者虽然因此而痛苦，但是并不能意识到自身的问题。

（3）反社会型人格障碍

反社会型人格障碍又称无情型人格障碍，是对社会影响最为严重的一种人格障碍类型。反社会型人格障碍患者具有高度攻击性与冲动性，缺乏羞愧感、同理心，无法与他人共情，无法从经历中吸取经验教训，行为受偶然动机驱使，社会适应不良。

（4）冲动型人格障碍

冲动型人格障碍又称暴发型或攻击型人格障碍。冲动型人格障碍患者会因很小的精神刺激而突然暴发非常强烈而又难以控制的愤怒情绪，并伴有冲动行为。这主要是由于冲动型人格障碍患者的情绪极不稳定并缺乏控制冲动情绪的能力，因此容易突然出现暴力或威胁性行为。

（5）表演型人格障碍

表演型人格障碍又称寻求注意型人格障碍或癔症型人格障碍。表演型人格障碍患者的行为举止常带有挑逗性，并且十分关注自己的外表，常以自我表演、过分做作和夸张的行为引人注意，暗示性和依赖性极强，自我放任，不为他人考虑，表现出高度的以自我为中心的特点。

（6）强迫型人格障碍

强迫型人格障碍以过分要求秩序严格和完美，缺少灵活性、开放性和效率为特征。强迫型人格障碍患者在日常生活中按部就班、墨守成规，生怕遗漏某一要点，表现出过分仔细和重复、过度注意细节而拖延的行为。其追求完美，以高标准要求自己，对他人也同样苛刻，以致无法从琐事中抽身。研究表明，强迫型人格障碍患者容易发生强迫性神经症。正常人也会有一些强迫行为，但其社会功能并无损害。

（7）焦虑型人格障碍

焦虑型人格障碍患者经常感到自卑、紧张、缺乏安全感和提心吊胆，总是需要被人喜欢和接纳，对拒绝和过分批评十分敏感，会习惯性地夸大日常处境中的潜在危险以回避某些活动。

（8）依赖型人格障碍

依赖型人格障碍以过分依赖为特征，表现为缺乏独立性，感到自己无助、无能和缺乏精力，怕被人遗弃。将自己的需求依附于他人，过分顺从他人意志。要求和容忍他人安排自己的生活，当亲密关系终结时则有被毁灭和无助的体验，有将责任推给他人来对付逆境的倾向。

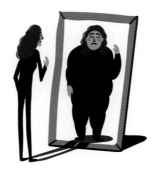

心理问题的自我诊断

1. 心理疾病有"六变"

患上心理疾病通常表现为以下"六变"。

①语言改变。通过语言特点了解心理活动，从而发现症结所在。有心理障碍的人会因为思维不正常而表现出特有的语言方式，如缺乏逻辑性、系统性、合理性，表现为过分啰唆，甚至总有说不完的话，总要想方设法说完心里才舒服；或词不达意，答非所问。有的人讲话声音幼稚、过分细小，或结结巴巴，或语速过快、没有停顿等。

②情绪改变。焦虑的人，眉头紧锁，愁眉苦脸，心烦意乱，坐立不安；抑郁的人，嘴角下垂，双眼无神，表情冷淡，或易悲伤哭泣；恐惧的人，面红耳赤，面肌抽搐，眼神惊异；躁狂的人，得意洋洋，表情夸张；单纯型精神分裂症患者，表情呆板，状若止水；青春型精神分裂症患者，喜怒哀乐转换频繁。也有一部分神经症患者的表现与他们的心情完全相反，他们可以隐藏真实的内心世界，表现出特有的笑容，但这种笑容是很不自然的假笑。

③行为改变。一些异常行为可以作为辨别心理疾病的依据，如有的人畏首畏尾，非常拘束，搓手顿足，动作不协调，甚至手脚发抖；有的人动作夸张，过分爱表现；有的人怪动作多，如不停地干咳、哼鼻、耸肩、打哈欠、揉眼睛等，某些细微的举动都可以作为参考。

④性格改变。一般心理疾病患者都有不同程度的性格缺陷，如过分内向、过分外向、要求十全十美、过分偏执、过分爱钻牛角尖、过分爱干净、过分唠叨等，都是心理疾病的表现。

⑤睡眠改变。心理疾病患者多有睡眠不好的现象，主要表现为入睡困难、浅睡多梦、易醒或早醒。心理疾病可以引起睡眠障碍，而睡眠障碍同样也可以诱发心理疾病。

⑥认识改变。当人们身体不舒服或难受时，通常会主动到医院就诊，寻求医生的帮助。然而心理疾病患者对"心理疾病"过于敏感，对就医采取否认、拒绝、回避的态度。心理疾病患者的心理比较脆弱，凡事总往坏处想，多数不能正确对待疾病，不愿意接受或接受不了患病的现实，以致拒绝配合医生治疗，甚至不肯服药。

2. 心理年龄和生理年龄的测定方法

心理年龄是指由社会因素和心理因素所造成的主观感受的老化程度，包括感觉、知觉、记忆、思维、想象、情感、意志等因素。个人生活环境不同，致使心理年龄差别很大。有的人由于健康状况不佳、经济拮据、丧偶后孤独等因素，致使意志消沉、精神不振、记忆力减退、悲观忧虑等，他们的心理年龄可能大于生理年龄。有的人事业顺利，经济宽裕，家庭和睦，于是生活愉快、乐观开朗；有的人虽然年高，但是耳聪目明、精力旺盛，他们的心理年龄可能比生理年龄要年轻得多。

测定心理年龄可参考以下 7 项指标。

①对任何事物都有浓厚的兴趣和好奇心，易于接受新事物。

②乐于学习新的知识和技能。

③乐于参加各项社会活动，乐于与年轻人交朋友。

④遇到不顺心的事能保持稳定的情绪。

⑤对未来总是充满希望，保持年轻时的朝气。

⑥容易谅解别人，不看重金钱。

⑦乐于助人，知足常乐。

心理年龄越小，生理年龄就越不容易偏大。测定生理年龄可参考以下 6 项指标。

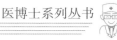

①平衡性测试。闭上双眼，一只脚抬离地面 20 厘米，测定单脚站立时间。能站立 10 秒为及格，站立 20 秒为良好，站立 30 秒为优秀。

②敏捷性测试。在地上画一个边长 30 厘米的正方形，两脚并拢，在正方形区域内前后左右跳跃。每分钟能跳 100 次为及格，跳 150 次为良好，跳 200 次为优秀。

③柔韧性测试。直腿向前弯腰。两手手指触地为及格，两拳触地为良好，两手掌触地为优秀。

④耐久力测试。深吸一口气，屏住呼吸。能坚持 30 秒为及格，坚持 45 秒为良好，坚持 60 秒为优秀。

⑤腹肌力量测试。做仰卧起坐。每分钟能做 10 个为及格，做 20 个为良好，做 30 个为优秀。

⑥爆发力测试。做下蹲运动。10 秒内能做 6 次为及格，做 8 次为良好，做 10 次为优秀。

上述 6 项指标，如有 3 项以下（含 3 项）及格，说明生理年龄比实际年龄老 10 岁；如有 4 项以上（含 4 项）达到及格，说明生理年龄与实际年龄相当；如有 4 项以上（含 4 项）达到良好，说明生理年龄比实际年龄年轻 10 岁；如有 4 项以上（含 4 项）达到优秀，说明生理年龄比实际年龄年轻 20 岁。

3. 心理老化的十大信号

心理年龄早于生理年龄衰老的人常称为"未老先衰""老气横秋"等，这是一种笼统的说法。究竟何为未老先衰，心理学家总结出心理衰老的十大早期信号，可帮助我们正确地鉴别。

①办事效率低。记忆力明显下降，好忘事，优柔寡断，缺乏朝气，做

事磨蹭，一拖再拖。

②竞争意识退化。对事业没有创新思维，常感到空虚乏味，尤其是脑力劳动者，感到越来越力不从心。

③自卑心理。独处时常常长吁短叹，与世无争，面对外面的精神世界，往往感到自己落伍了。

④反应异常。一方面，有时候对人际关系特别敏感，总觉得家人及周围的人与自己过不去，疑虑丛生；另一方面，有时置身事外，对发生在自己身边的事视而不见，反应冷漠。

⑤固执己见。不管做什么事情，都想以自我为中心，按自己的意愿行事。

⑥疏散懒惰，精神不振。常感到精力不支，喜静恶躁，睡意绵绵，经常靠喝酒来强打精神。

⑦性格孤僻。喜欢独来独往，我行我素，尤其是不愿意面对陌生人，常借口逃避与陌生人接触。

⑧思维迟钝。面临突发事件时，往往束手无策，慌张无主，抓耳挠腮，不知如何是好。

⑨情绪恍惚。喜欢沉湎于往事，感情脆弱，情绪"儿童化"，时冷时热，对一些没有价值的事物兴趣浓厚，喜欢唠叨，不论他人爱听与否。

⑩性情急躁。生活中越来越容易感情用事，言行中理智成分越来越少，更容易曲解他人好意，听不进他人意见，不冷静，易冲动。

4. 焦虑症、抑郁症及老年性痴呆的区别

焦虑症、老年性痴呆等老年疾病患者，会出现与抑郁症相似的症状，但病因却不同，如果不对症下药，不仅没有疗效，还会产生不良后果。抑郁症粗观病况虽与前两症相似，但有很多明显不同之处，仔细观察不难区别。

焦虑症主要表现为坐立不安，莫名担忧，像热锅上的蚂蚁。如某位中年农村妇女，半夜烦躁得难以入睡，在屋里来回走动，甚至在地上打滚，大吵大闹，这是典型的焦虑症状。抑郁症主要表现为情绪低落、活动减少、思维迟钝、躯体症状，抑郁症的最大特点是闷闷不乐。抑郁症患者的闷闷不乐呈持续性，即使遇到高兴的事也高兴不起来。焦虑症患者一般不会出现抑郁情绪，即使出现，也是短暂的。抑郁症与焦虑症常共同发生，有的患者两症兼有，但多以一症为主。

抑郁症与老年性痴呆是两个概念。老年性痴呆患者的大脑有明显不断老化的态势，记忆力一天不如一天。而抑郁症患者的记忆力，可能出现随着心情的好坏，记忆力时好时坏的现象，并且在抑郁情绪得到治疗后，记忆力明显改善。

5. 记忆障碍自测方法

以下 8 个项目共有"是""不是""无法识别"3 个选项，如有 2 个或 2 个以上的项目回答为"是"，很可能是记忆出了问题，建议去记忆障碍门诊向专业医生咨询。

①判断力出现问题。解决日常生活问题、经济问题有困难，如算账能力减退，做出的决定经常出错，辨不清方向或容易迷路。

②缺乏兴趣、爱好，活动减少。如几乎整天躺着看电视，平时讨厌外出，常闷在家里，懒得动，无精打采。

③不断重复同一件事。如总是提相同的问题，一句话重复多遍等。

④学习使用某些日常工具或家用电器（如遥控器、微波炉等）有困难。

⑤记不清当前月份或年份。

⑥个人经济财产掌控困难。如忘了如何使用存折，忘了付水费、电费、

煤气费等。

⑦记不住和他人的约定。如记不住和家人约好的聚会或拜访亲朋好友的计划。

⑧日常记忆和思考能力有问题。如经常找不着自己放置的东西，经常忘记服药，忘记要买的东西，忘记看过的电视、报纸、书籍的主要内容，想不起熟人的名字，与他人谈话时无法表达自己的想法等。

6. 强迫症的诊治标准

日常生活中，经常听到有人自嘲说自己有强迫症，控制不住地必须完成某些事情。当这种强迫行为严重干扰了正常生活，出现以下三类情况中的至少一类时，就要怀疑是否有强迫症了。

①出现反复多想的症状。如反复回想自己刚才说过的话是否说错，反复回想自己的手是否接触过脏东西，反复回想自家的煤气和门窗是否关好，反复想人活着是否有意义，反复回忆自己是否将有用的东西丢掉了，反复想象某些数字、某些文字的意义，担心自己是不是得了精神分裂症等。

②出现重复行为。如反复洗手、洗衣、搞卫生；反复检查门窗和煤气是否关好；洗澡、上厕所的时间在 1 小时以上；强迫家人回到家就要洗澡或按自己的指令行事；反复检查已写好的字是否端正，笔画是否正确，并反复涂改；走路时走几步要退一步，或转一圈；固定某只脚先进门，走错了重来；对不放心的事反复询问；反复数电线杆、台阶、汽车、车牌等，有人干扰就必须重来等。

③出现冲动的意向。如担心自己会在大庭广众下脱光衣服，担心自己会从楼上跳下去，担心自己会做出伤害孩子、妻子、丈夫或他人的行为等。

在不影响正常学习、工作、生活的情况下，有一点轻微的强迫症状不算是病态。如追求完美，在学习和工作上可能会表现得更出色；如多检查1次门窗、煤气及车门是否关好，则更安全；如爱干净，至少居住环境很整洁等。但若强迫的症状或行为过多，影响了学习、工作和生活，那就是病态了。

目前，国际上治疗强迫症的方法很多，如心理治疗、物理治疗、药物治疗等。心理治疗包括精神动力学治疗、认知行为治疗、支持性心理治疗及森田疗法等，物理治疗包括改良电休克、经颅磁刺激及神经外科手术等，但这些疗法的效果并不理想。若要使强迫症状缓解，药物治疗2个月后可使症状缓解60%，但很难痊愈。心理业内最推崇的是认知行为治疗，一般治疗2年以上，强迫症状可以缓解。

7. 爱插话可能是心理焦虑

爱插话可能是心理焦虑的表现。有的人热衷交谈，当他人阐述自己的观点时，他们喜欢打断他人并谈论自己的看法。这样的人往往会遭人厌烦，让他人不愿与其交流。但越是不想和他们说话，他们越喜欢加入谈话。这样的人过分关注自我内心的感受而误以为周围的人都不太理解自己，因此不太能照顾他人的真实感受。爱打断他人讲话的人，自我认同不良的心理焦虑导致他们不断地在与他人交谈时打断他人。当要打断他人时，应提醒自己多给他人一些表达的机会。

如果在生活中遇到这类人，起初可以多给他们一些自我表达的机会，倾听他们表达自己的观点，然后再进行语言暗示，如"现在我可以说了吗？"也可以善意提醒，如"希望我说的时候，你先不要插话，好吗？"这种方式有助于提醒他们调整自己的人际沟通方式，与他人更顺畅地交流。

8. 异常发冷发热或是情绪引起

气温不稳定，容易感冒，出现发冷发热的感冒症状，但发冷发热也可能是情绪感冒所致。临床经常遇到一些自述发热或发冷但体温正常的患者，心理疾病患者出现"假热假寒"的现象十分普遍。

装修工李师傅就是一个"发热狂"，他最怕热，总是感觉浑身发热，口干舌燥，不是咽喉疼痛，就是大便秘结，整天烦躁不安，天天喝清热解毒的凉茶，一天不喝就吃不下睡不着。"为什么我总是感觉发烧呢？可是体温都是正常的。"李师傅对自己的情况既疑惑又懊恼。

李师傅的发热是一种自我感觉，而体温并无异常。人的心理障碍会使人体对温度变化的感知发生障碍。李师傅在家脾气很大，不耐烦，鸡毛蒜皮的小事也忍不住和人争吵，情绪易波动，无法控制。他的大脑过于活跃，神经系统功能亢进，从而引起上述症状，这是焦虑性神经症的表现。经过心理治疗后，他的"发热狂"病不但好了，而且性格也变得温和起来了。

其实，极端的怕热和怕冷并不少见。许多精神病患者冬天穿很少衣服也不发抖，夏天穿棉衣也不出汗，这些都是感知障碍造成的异常反应。对于这样的患者，需要进行心理疏导，只要找出心理病根，感知障碍自然就痊愈了。

9. 貌似冠心病的"更年心"

王艳是某厂高级工程师，50岁左右。正当她在事业上小有成就之时，身体状况却开始走下坡路。她感觉心前区不适，有时还隐隐作痛，甚至出现类似心绞痛的症状。到工厂医院检查，检查结果有可疑心电图改变，似有冠状动脉供血不足，于是被戴上了"冠心病"的帽子。王艳思想负担很重，于是到大医院治疗。医生给她做冠状动脉造影检查，发现冠状动脉各分支并不狭窄，表明其并没有器质性病变，考虑为自主神经功能紊乱造成的"更年心"。

王艳感到茫然，因为她不知道何谓"更年心"。当听了医生讲解这是一种心理疾病，及时治疗就能康复，王艳的思想顾虑解除了，经适当服药，她顺利康复，又全心全意地投入工作中。

人到更年期，无论男女都可出现更年期综合征。男性发病年龄为55～65岁，主要标志是睾丸开始萎缩，机体内分泌和免疫功能日益衰退；女性发病年龄多在50岁左右，即卵巢退休的前后。由于心理和生理变化，自主神经功能发生紊乱，出现往昔没有的一系列症状和体征，貌似冠心病的"更年心"就是其中之一，其导致的心前区隐隐作痛，可能与心绞痛混淆。若在人生中遇到挫折或不幸等应激事件时，"更年心"症状会变本加厉。"更年心"属于功能性疾病，应及时就医。医生也应详细检查，以排除心脏器质性病变，切忌想当然地给患者戴上"冠心病"的帽子。

人到了更年期，如何防治"更年心"呢？一是心理治疗，要认识该病的本质，放下包袱，解除对该病的恐惧与焦虑，打破由此引起的恶性循环。二是激素治疗，症状严重的患者，可用激素替代治疗，女性可用雌激素和孕激素治疗，男性可用丙酸睾酮等雄性激素治疗。三是调节生活，增加娱乐活动，保证充足的睡眠。改善家庭人际关系和工作环境，减少烦恼，可有效预防"更年心"。

10. 疑似"心梗"却是惊恐发作

王女士40岁，一年前在公司加班时，突然觉得好像有什么非常重要的事情被遗忘或被耽搁了，出现强烈的慌乱不安的感觉，进而出现头晕、胸闷、呼吸困难等症状。被送往医院后，心电图、冠脉造影等各项检查均未发现异常。一个月后，之前的症状再次发作，检查仍未见异常。近两个月，王女士的这些症状出现更频繁，大约每周一次，程度也加重了，甚至常常感到自己将面临死亡。最终，她到精神科就诊，被诊断为惊恐发作。

惊恐发作又称急性焦虑障碍，发作时酷似急性心脏病发作，是心血管内科最常见的一类精神心理障碍，但各种检查均无异常。患者突然预感到有不好的事情将要发生，出现胸闷、胸痛、憋气、头痛、濒死感等躯体症状，伴有大汗、心悸、呼吸急促、肢体发白或发红、肢体震颤等自主神经症状，以及焦虑、紧张、烦躁等精神心理障碍。患者往往害怕下一次发作，从而影响正常工作和生活。

惊恐发作的最佳治疗方法是心理治疗与药物治疗双管齐下，同时家人应该多陪伴患者，给予患者更多的理解和支持。经系统治疗后，患者基本上会恢复到良好的状态。

11. "双心病"

张大爷两年前得了冠心病，一直用药物治疗。最近，他复查冠状动脉造影，显示支架正常，血流通畅。但是张大爷总是闷闷不乐，做什么事都提不起兴趣，睡眠也不好，全身乏力，还经常出现胸闷心悸、血压不稳定等症状。到医院检查，心电图和心脏彩超较之前无变化，遵照医嘱服药，上述症状仍未改善。最后，经心血管内科与心理科医生共同会诊，确诊张大爷患上了"双心病"。

所谓"双心病"，即心理心脏病，以往通常把这种情况诊断为"心脏神经症"，因为它主要和心脏自主神经调节有关。但随着研究的不断深入，心脏神经症已经不能涵盖功能性心脏病的所有范畴，因此目前这种疾病被称为心理心脏病，又称"双心病"。

"双心病"可独立存在，患者并没有患心脏病，主要是心理、情绪和精神等问题引起类似心脏病的症状，一旦发作，就出现胸闷、胸痛、心慌、气促等类似心脏病发作的症状，但到医院检查却未发现冠心病、心绞痛、心肌病、先天性心脏病和瓣膜病等器质性心脏病。由于性格、遗传或环境等不良因素，患者长期处于强烈的不良情绪和精神压力下，渐渐地，患者的心脏功能受损，继而逐步发展为器质性心脏病。这类患者不仅需要治疗心脏病，更要接受心理治疗。

有的器质性心脏病患者，由于受到心脏病的应激性打击，产生恐惧、焦虑等心理。例如，有患者做了冠脉搭桥术，虽然手术顺利，术后血管重建通畅，各项检查提示心脏供血良好，但是患者始终感觉胸闷、心慌等不适，感觉和术前比较，症状没有缓解，甚至加重了。

心理问题和心脏症状及器质性心脏病的关系都非常密切，因此，心理素质在"双心病"的发病中起了非常重要的作用。研究表明，冠心病更偏爱具有以下性格特征的人群，如雄心勃勃、竞争性强、急躁易怒、急于求成、压力感重、多疑多虑、敏感紧张等，因此，这类人更容易产生心理问题。此外，心身疾病与遗传因素也有相关性，这类患者的家族成员患同类疾病的概率比一般人群高 10 倍。

"双心病"与心理因素有密切关系，保持心理健康和身心健全是预防"双心病"的重要环节。因此，患上"双心病"之后，既要治疗躯体疾病，也要预防和治疗心理疾病，做一个身心和谐的健康人。

12. 引发抑郁症的风险因素

抑郁症是一种非常常见的疾病，据《2023 年国民抑郁症蓝皮书》披露，我国抑郁症患者达 9500 万。名人自杀等事件不时发生，人们越来越深刻地认识到，抑郁症要高度重视。为了减少悲剧的发生，只有及早治疗，积极干预，才能让抑郁症患者重新回归社会。

引发抑郁症的因素很多，可以说这是一种遗传、环境、应激因素之间交互作用而导致的疾病，具体来说其诱因和风险因素可能包括以下方面。

①遗传因素。如果家族中有抑郁症患者，那么家族成员患抑郁症的概率更大，这可能是遗传因素导致抑郁症易感性升高，其中双相抑郁症的遗传性更高些。

②生物化学因素。抑郁症患者脑内有多种神经生物细胞出现了紊乱，其睡眠模式与正常人截然不同。抑郁症患者对一些特定的生物刺激和化学药物更敏感，容易引起情绪波动。

③心理应激。亲人离世、人际关系紧张、经济困难或生活方式变化巨大等因素都会产生心理应激而诱发抑郁症。

④个性和性格。具有某些性格特征的人很容易患上抑郁症，如遇事悲观，缺乏自信心，对生活事件把握性差，总是过分担心。这些性格特征会使心理应激事件的刺激加重，并干扰个人对事件的处理效果。这些性格特征多是在儿童或少年时期形成的，这个时期的精神创伤对性格的影响很大。

⑤药物因素。对一些人而言，长期使用某些药物（如降压药、治疗关节炎或帕金森病的药）会导致抑郁症状。

⑥疾病。有时抑郁症的发生与躯体疾病有关，一些严重的躯体疾病，如中风、心脏病、激素紊乱等常常引发抑郁症，并使原来的疾病加重。慢性病患者，如癌症患者与老年性痴呆的患者，患抑郁症的概率较大。罹患甲状腺功能亢进症，即使是轻微情况，也可能患上抑郁症。抑郁症也可能是一些严重疾病的前兆，如胰腺癌、脑瘤、帕金森病、老年性痴呆等。

⑦吸烟、酗酒与滥用药物。过去，研究人员认为，抑郁症患者可借助酒精、烟草与药物来舒缓抑郁情绪。但新的研究结果显示，使用这些东西实

际上会引发抑郁症及焦虑症。

此外，缺乏运动更容易导致抑郁，而坚持适当的体育运动可以缓解焦虑情绪，减轻抑郁症状；饮食中缺乏叶酸与维生素 B_{12} 也可能增加抑郁的风险。

13. 抑郁情绪不等于抑郁症

抑郁症是一种常见的情绪疾病，可由各种原因引起。人人都有可能受抑郁症困扰，可导致精神痛苦、学习无效、工作拖延，甚至悲观厌世。抑郁症以显著而持久的心境低落为主要临床特征，表现为情绪低落、兴趣丧失、思维迟缓、没有愉快感，甚至自责、自罪、自杀，并伴有一些躯体症状，主要有失眠、乏力、食欲减退、体重下降、便秘、身体疼痛等。

平日里许多人曾经都有情绪低落或心情不好的时候，这是不是抑郁症？长期情绪抑郁会引发其他心理问题，如焦虑、烦躁，也会伴有一些躯体症状，如感觉持续疲劳、睡眠不好、没有胃口，以及各种神经症。但抑郁情绪不等于抑郁症，抑郁情绪一般经过一段时间的调节就可自行好转，而如果抑郁程度严重，感觉非常痛苦，已经严重影响工作和生活，才可能是抑郁症。若情绪低落、兴趣丧失、精力缺乏持续 2 周以上，应及时就医，到心理门诊找专业医生诊治。

14. 滔滔不绝也可能是抑郁表现

在别人眼里，张先生一直很健谈，有他在的场合肯定热闹。他也是一个闲不住嘴的人，一会儿不说话就憋得难受，常常大半夜给朋友打电话聊天。可是不久前，他却因为抑郁症住院了，周围的人知道后都傻眼了，疑惑这么爱说话的人居然也会得抑郁症？

以往通常认为，抑郁的表现就是孤僻、不爱说话。日前，心理学家发现，像张先生这样话太多也可能是抑郁症的表现。过分爱说话的人往往由于内心焦虑，需要通过不断说话来释放焦虑。这类人身边的亲友常这样反映："跟他聊天光听他说话，听得我都烦了。"这也反映了这类人的性格特点，他们的说话可以被称为"口腔攻击"，就是通过说话来表达攻击性，把自己内心的压力倾倒给他人，一旦他人拒绝倾听，或他们暂时失去发泄对象，他们的压力就会积攒起来，对自己造成伤害。这样的抑郁症，一方面，经常会伴有言语攻击或暴力行为，并且抑郁程度越高越激烈，对他人有一定的伤害性；另一方面，他们的抑郁程度一般不会特别重，因为他们能够发泄出来，而非像许多抑郁症患者那样只知道自己咽苦水。

其实，心情不好的时候，并不是只有通过向他人倾诉才能舒缓心情，也可以通过运动、看球、唱歌等释放情绪，这样既让自己舒坦，又不至于让别人厌烦。此外，可时不时地暗示自己要平心静气，但也不要变成另一个极端完全压抑自己的情绪，要相信事情总会有解决的办法，那些坏心情会随时间渐渐淡去。

如果你的周围有像张先生这样不停跟你说话的人，那么，在忍无可忍的情况下，可以委婉地告诉他，你也很忙，不想一直听他说话；同时，你可以提醒他去心理门诊咨询，让专业人员教他调整方法。

15. 男女抑郁表现各有不同

抑郁症的临床表现，男性患者与女性患者有以下区别。

①女性更爱胡思乱想。女性患者更容易沉浸在消极情绪中，并出现自责、没有原因的哭泣等症状，使患者自我感觉更糟。男性患者情绪低落时会分散注意力，有助于缓解抑郁。

②女性可能一蹶不振。面对消极的生活事件，如离婚或失业时，女性患者更可能变得沮丧，甚至以泪洗面，一蹶不振。这可能与雌激素和情绪调

节神经递质的相互作用有关。

③女性可能并发焦虑。女性患者更易出现饮食失调症，如厌食、贪食等，而且更可能并发焦虑症、强迫障碍等心理疾病。

④男性更易借酒浇愁。男性在抑郁时，更可能通过超负荷工作麻痹自己，或沉迷于网络、赌博等来掩饰悲伤情绪，更有甚者借酒浇愁，甚至滥用精神类药物，如安眠药等。

⑤男性抑郁较难被识别。女性在抑郁时能更好地察觉心理异常，并向医生描述症状，以便早发现、早治疗。而男性比较内敛，即使家人也很难发现其异常，从而在出现自伤等严重行为时才会被发现。由于男性患者往往在很长时间内难以得到诊疗，因此更可能出现自杀等严重后果。

16. 警惕抑郁症的残留症状

随着医疗水平的提高，抑郁症经过抗抑郁药物等手段的治疗，大多能获得较好的疗效。然而，不少患者往往满足于短期疗效，认为抑郁症急性发作时痛苦的情绪体验已经减轻，对生活和工作的兴趣已经恢复，躯体疼痛等不适症状渐渐消退，睡眠已经明显好转，就认为病已痊愈，过早地停止药物等治疗。殊不知，此时抑郁症的不少症状不仅没有消除，而且还会像不灭的火种一样死灰复燃，甚至导致疾病复发。精神科医生将这种熄而不灭、隐匿潜伏的症状称之为抑郁症治疗后的残留症状。

在各种残留症状里，最常见的包括焦虑、烦躁不安及与此相关的人际关系不和等。此外，疲劳感、睡眠障碍、性功能障碍、抑郁情绪、内疚感和罪恶感均较为常见。抑郁症残留症状的严重程度较急性发作期的要轻。

值得注意的是，抑郁症患者虽然经过抗抑郁药物治疗，但是仍可能存在显著的残留焦虑和残留睡眠障碍，主要表现为自我感觉睡眠质量差，这些症状的存在往往预示着新一次抑郁可能即将发作。抑郁症残留症状的产生原因比较复杂，常常受以下 3 个因素的影响。

①应激性生活事件。抑郁症患者遭遇应激性生活事件会影响疗效，遭遇应激性生活事件后产生的一系列生理和心理机制会阻碍抑郁症状的缓解，导致症状残留。尤其是那些令患者产生孤独感、丧失感和不安全感的生活事件，如丧偶、离异、财产丧失和突发性灾难事故等，均会引起激烈的反应，导致抑郁症状持续存在，残留不退。

②抗抑郁药物治疗的疗程和剂量不充分。不少患者在认识上对抗抑郁药物治疗存在偏见，如过分担忧药物的副作用。过早减药、停药或长时间药物治疗剂量过低等原因，都会使症状缓解不彻底导致症状残留。

③性别。一般来说，女性的生活、工作和家庭负担较男性重，遭遇应激性生活事件的概率可能更高，加上女性特有的月经、分娩前后等因素致使内分泌的变化，女性患者更容易产生焦虑等情绪变化，导致残留症状发生。

抑郁症的残留症状是影响患者实现全面康复的重大障碍，有效治疗残留症状是实现抑郁症临床痊愈目标的关键。患者乃至其亲属对此应有充分的认识。只有提高防范意识，寻找有效的防治方法，才能更好地帮助抑郁症患者全面康复。

17."呆疑怪懒"是老年人患病信号

老年人出现精神或心理异常，常常是某些疾病的早期信号。往往由于家人发现较晚，部分患者丧失了及早期治疗的良机，因此家人要善于从日常生活中捕捉这些信号。

①呆。表现为呆滞少动、反应迟钝、动作缓慢、语言吞吐。有的患者生活起居被动，可较长时间坐着、站着或躺着，常独自闭门在家，足不出

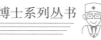

户。此表现常见于脑萎缩、老年性痴呆、艾滋病等患者。

②疑。疑神疑鬼，认为同事、邻居、亲属等会对其进行迫害，还有的患者认为他人嫉贤妒能，并因此与他人结怨。这种疑心病常见于肺性脑病、肝性脑病或肾性脑病等患者。

③怪。指行为、语言、生活习惯等明显改变，出现一些怪异现象。一些患者由于疾病因素影响，出现虚幻、怪异的听觉。这种现象常见于甲状腺疾病患者，如甲状腺功能亢进症、甲状腺功能减退症、甲状腺结节等患者。

④懒。一种与其本人一贯表现不相符的、超乎常态的病态懒。表现为不愿料理生活、不更换衣服、不打扫卧室、不愿走亲访友、不喜欢与人交谈，懒于参加一切社会活动。这种表现常见于肺炎、流感、肺气肿、肺心病等患者。

18. 老年精神障碍

老年精神障碍是一种常见的慢性进行性精神衰退性疾病，它是由多种原因引起脑缺血、缺氧，进而导致脑神经细胞变性而出现的大脑慢性功能障碍，以意识模糊、记忆缺损、人格障碍和语言障碍为主要表现。该病导致老年人严重丧失生活自理能力，生活质量明显下降。

老年精神障碍患者主要有以下特点：易出现与精神障碍无关的疾病，如褥疮、骨折等；常伴有身体机能减退的疾病，如骨质疏松、动脉硬化等；不配合检查，给护理带来困难；病程长，兴奋躁动，患者易猝死、自杀。

由于患者年龄大，应用抗精神病药、抗抑郁药和镇静催眠药等药物时应从小剂量开始，以成人起始剂量的半量缓慢加量，并密切观察患者对药物的耐受程度和各种不良反应。注意严防由于使用药物导致血压下降而引起的跌倒。专家建议，老年朋友平时应勤于用脑，多参加体育锻炼，积极治疗各类心脑血管疾病以防止脑细胞的变性，这些措施对老年精神障碍疾病的预防有一定的积极意义。

19. 心理危机是长寿的天敌

老年人由于生理上的衰老，思维能力和生活自理能力日趋下降，若家庭和社会给予老年人的关照未相应加强，老年人便容易产生心理危机。老年人常见的心理危机主要有以下几个方面。

①黄昏心理。有的老年人认为自己风烛残年，死亡不过是早晚的事，对生活丧失信心。有的老年人认为自己对社会已无多大用处，怀疑他人看不起自己。有的老年人因为社会地位改变，觉得什么都不如意，遇事急躁，动辄发火；或是留恋过去，沉湎于往事，显得多愁善感。

②自卑心理。由于退休后经济收入减少，社会地位下降，感到不再受人尊敬和重视，因此产生失落感和自卑感，可表现为沉默寡言、性格孤僻、胆小怕事、不爱交际，一人独处的时候常常长吁短叹。面对时代变化和生活，往往感到自己已经落伍了。缺乏生活热情，更无创造力和事业心可言；生活简单随便，常有等死的念头。

③多疑心理。以固执刻板、因循守旧、疑虑缠身等为特征，常以各种条条框框来约束自我。有的则突出表现为恐惧，怕有飞来横祸殃及自身，尤其对自己的疾病所忧更甚，常将普通疾病疑为癌症等。

④孤独心理。孩子是父母的精神寄托与安慰，孩子成家立业离开父母时，父母在如释重负的同时又会感到寂寞，产生许多心理不适。最常见的就是空巢孤独感。专家曾对13000余位老年人进行调查，发现40%的老年人感到孤独、压抑，以及有事无人诉说的无奈。生活中遇到稍不如意的事就大发雷霆，怨天尤人。

⑤敏感心理。以心胸狭隘、嫉妒心重、唯我独尊等为特征，常因一些小事而与人争吵不休，或对自己看不惯的人和事耿耿于怀。一方面，总觉得家人或周围的人与自己过不去，疑虑丛生；另一方面，又貌似超然，对发生在自己身边的事视而不见，反应冷淡。

⑥固执心理。不厌其烦地向他人诉说自己过五关斩六将的往事，全然不顾他人愿不愿听。不管做什么事情，都想以自我为中心，按自己的意愿行事。生活中越来越容易感情用事，言行中理智成分越来越少，容易曲解他人的好意。听不进他人的意见，遇事不冷静，易冲动。

⑦老年精神障碍。有些老年人的生活既缺少规律，又很少参加群体活动，或是家庭中夫妻关系、亲子关系不和，生活没有愉悦感，就可能诱发各种精神障碍，如神经衰弱、焦虑症、抑郁症、疑病症、恐惧症、强迫症、癔症等。总的来看，老年期的精神障碍发病率略高于其他年龄段。

老年人应该自己设法排除心理危机，即使年龄增长，也不要过分顾虑，应保持年轻的心态，这样才不会被生理年龄所左右。

20. 老年抑郁症的特点与高危因素

当老年人性情大变，无缘无故爱发脾气时，应注意是否患上了抑郁症。老年人作为特殊群体，其抑郁症特点与年轻人的抑郁症特点不同，具体表现为以下 3 个方面。

①情绪低落。单纯情绪低落在老年人抑郁症中比较少见，老年人患抑郁症常伴有易怒、焦虑和躯体症状。

②记忆力减退。老年抑郁症患者大多同时存在一定程度的认知功能损害症状，包括记忆力、计算力、理解能力和判断能力下降等。约80％的患者存在记忆力减退，其中有比较明显的认知功能障碍类似痴呆表现者占

10%～15%，抑郁症可能是认知损伤的危险因素，也可能是认知功能下降的表现。

③慢性疼痛。一些躯体症状，如慢性疼痛，可能是抑郁症的易感因素，而抑郁症也会使一些疾病加重，如使心脏病加重。

老年人患抑郁症的因素较为复杂，包括社会环境、文化习俗、个体心理与生理变化、躯体疾病和精神疾病等。目前较为公认的引发老年抑郁症的高危因素主要有以下 3 个方面。

①急性负面生活事件。如哀伤，与儿女或亲友分离，自己或家人患病甚至病危等。近期经历上述突发性负面事件，对老年人而言更容易出现心境低落。

②慢性应激。包括体质下降，器官功能减退，感觉衰退和认知功能减退，住房或家庭、婚姻矛盾，社会经济收入下降，职业能力下降与退休等。

③血管性疾病。老年人易患心脑血管疾病，如冠心病、脑卒中等，常常还会有后遗症。有研究显示，患心脑血管疾病的老年人容易共患抑郁症，且二者互相影响，抑郁症也会增加心脑血管疾病的发生和患者死亡的风险。

21. 老年人抑郁有征兆

抑郁症已经成为危害老年人身心健康不可忽视的心理疾病。专家表示，老年人患上抑郁症之前是有征兆的。

①整天看电视。刚退休的老年人，如果他们整日无所事事，只知道坐下来看电视，则可能说明他们正处在被社会孤立的状态中。

②喝酒。退休后，许多老年男性开始喝酒，这是外向行为向内向行为转变的一个信号。

③情绪低落。一些大病一场的老年人，特别是被诊断出患上癌症的老

年人，很容易情绪低落，并对生活丧失兴趣。

④不关心自己。如不吃东西、久坐、拒绝接受药物治疗等。

对此，家人应该认真倾听老年人的心声，老年人自己则应通过维持规律的生活和制订一些让自己高兴和激发意志的计划，避免抑郁症的发生。

22. 老年抑郁症的常见误区

（1）退休后抑郁，误认为是不适应改变

刘先生原任某单位领导，退休后总觉得不适应，家里没啥大事让自己拍板，老伴有时也不听自己的。退休半年后，刘先生一脸惆怅，高兴的时候少了，做啥都提不起精神，但周围人以为他只是不适应退休生活而已。

如患者的表现合乎抑郁症的临床诊断标准，即可诊断为抑郁症，并需抗抑郁治疗。性格和生活事件与抑郁症有密切联系，如中老年抑郁症患者发病前，常有家庭矛盾、经济纠纷、身患重病等重要刺激因素。特别是老年人离退休后，离开工作多年的岗位，社会活动圈子缩小，产生孤独、无助、自卑等不良心理，容易患抑郁症。

（2）误认为只是身体不好，没精神问题

张女士近几个月来一直身体不舒服，心慌气短，疲乏无力，食欲减退，辗转多家大医院也没查出什么病。最后，精神科医生诊断其患上了抑郁症。家人不解，明明是身体出了毛病，怎么是抑郁症呢？

中老年抑郁症患者，往往主诉最多的是躯体不适，但检查又找不到器质性病因。其实，这些躯体不适常常掩盖着患者的抑郁情绪，这种情况医学上称为"隐匿性抑郁"，经过抗抑郁治疗，躯体不适将得到缓解。

（3）老伴去世，悲伤过度，误认为不是抑郁症

老伴去世半年，赵阿姨一直沉浸在悲伤中，常常想起两人过去恩爱相

伴，如今她形单影只，整日以泪洗面，儿女专门来陪她，她也觉得心烦。家人觉得这是正常反应，过段时间她就会好起来。

因亲人去世后的痛苦难以言表，情绪、行为也不同于以往，医学上称作"居丧反应"。如经常向周围人倾诉悲伤的心情，会有轻微的负罪感，认为自己没照顾好逝者，并出现轻微的体重减轻与睡眠紊乱，这是一种正常的悲痛反应。上述症状一般2个月内会消失，居丧者会试图重返工作岗位和参加社会活动，主动转移注意力，摆脱悲痛情绪，1年内情绪逐渐平稳。

居丧者患抑郁症则是一种异常的悲痛反应，表现为有强烈的负罪感，认为自己有罪；有强烈的无价值感，认为自己活得毫无意义，经常有自杀的念头；有明显的体重减轻和睡眠紊乱。上述严重症状持续2个月以上，患者几乎不想也无法重新开始工作及参与社会活动的异常情绪可持续1年以上。此时切不可把抑郁症当成正常的居丧反应。

（4）误认为只是说说而已，不会真的自杀

徐大爷得了抑郁症，医生一再叮嘱家属，他有自杀的念头，要严加防范，最好住院治疗。可家属认为徐大爷只是说说，不会真的自杀，多陪着就行。岂料某天晚上，徐大爷趁家人熟睡后吞了整瓶安眠药，幸亏老伴发现及时，送到医院抢救后才脱险。

抑郁症患者长期心境低落，愉快感丧失，觉得自己没用，没有希望，生不如死，会出现自杀的念头，甚至付诸行动。尤其是老年抑郁症患者，一旦下决心自杀，意志会更加坚定，行为更加隐蔽，自杀发生率更高。因此，患者只要有自杀的念头，就必须严加护理，千万不可掉以轻心。

23. 老年人焦虑症的常见表现

年纪越大，想的事情就越多。生活中很多老年人会出现焦虑症，对老年人的生活造成影响。老年人焦虑症常见以下表现。

①担忧，但与现实不符。身体本无疾病或有一点小病，却担忧自己的病治不好，不断地问医生；担忧看病花钱多，但其实家境好，儿女都劝其别心疼钱；过于不放心老伴和儿孙；等等。杞人忧天式的恐惧担忧是焦虑症的核心症状，主要表现为与现实处境不符的持续恐惧不安和忧心忡忡。

②依赖，但意识不到。依赖医院，依赖家人。患者常在家人的搀扶簇拥下，由西医治疗转到中医治疗，由门诊转到住院处，一年四季时常看医生，或住院好几次。家人付出很大精力，但病情却不见好转，甚至愈演愈烈。焦虑症产生后，患者缺乏安全感，家人需要从精神上和物质条件上呵护、关照患者。南辕北辙式的过度治疗和家人无微不至的照料，使患者因病"受益"，非但没有达到理想的治疗效果，反而使焦虑症持续下去。

③痛苦，但查不出病。患者多方奔走于综合医院，见医生就滔滔不绝地讲述自己浑身难受，如不能躺、不能坐、不想吃、不能睡、不能干活等。自我感觉头胀，脑门冒汗，但颅脑 CT 检查无异常；自我感觉胸口发堵，但24 小时动态心电图检查无异常；自我感觉厌食、胃胀气，但胃肠透视、胃镜检查无异常；血化验正常。患者偶有血压、血糖偏高，但无病史，与痛苦程度不符。以上各种无器质性病理改变的疼痛、紧缩感、颤抖、出汗、头昏、气短、恶心、腹痛、衰弱等，常常是焦虑症躯体焦虑的复杂表现，原因为过度的内心冲突，自主神经功能失调，交感神经系统亢奋。

④成瘾，不能自拔。因长期使用苯二氮䓬类药物，患者不同程度上瘾。尤其是静脉注射此类药物，患者虽然很快进入舒服、轻松、睡眠状态，但是成瘾迅速，难以戒断，一旦停药，患者反应强烈，甚至跪倒在地，露出令人怜悯的目光，不断央求用药。由此可见，药物成瘾使病情更加恶化，患者却

不自知。提示苯二氮䓬类药物慢性中毒症状：躯体消瘦、倦怠无力、面色苍白、皮肤粗糙、肌张力低、腱反射低或消失、步态不稳，或有一定程度人格改变。戒断综合征：彻夜不眠、焦虑、震颤、肌肉抽搐、头痛、肠胃功能失调与厌食、感知过敏、幻觉妄想、人格解体等。

很多老年人比较孤独，家人应多陪伴他们并注意他们的身体健康。若是老年人出现上述症状，家人一定不能忽视，要注意合理治疗。

24. 老年人易患睡眠恐惧症

对有些老年人来说，能好好睡上一觉是极困难的，而且越担心失眠越睡不着。老年人失眠多为心态变化、躯体疾病、生理变化等因素导致，焦虑、脑萎缩、老年性抑郁及老年性疼痛等都会影响或干扰老年人的睡眠。正常的生物睡眠减少，就会出现失眠、多梦、觉轻等症状，时间长了老年人就会对睡眠产生恐惧，没到睡觉时间就开始担心能否睡着，越有心理恐惧就越难以入睡。心理负担加重，失眠概率很可能随之增加，这时，患者很可能会在没有医生指导的情况下自行服用各种安眠药。如果长期依赖此类药物，会引起周身肌肉松弛乏力，各种器官代谢缓慢，继而出现便秘、厌食等症状。

失眠属于精神类疾病范畴，是非器质性睡眠障碍，只要家人和老年人自身都能及早认识到失眠的严重性，不盲目服药，尽早进行科学治疗，基本上可以治愈。失眠症的治疗一般需要 2～3 周，治疗的方法除使用药物外，还需要进行心理指导、放松训练、脑功能治疗等。多做户外活动有改善睡眠的作用，有入睡困难、睡眠浅、多梦甚至产生顽固睡眠恐惧的患者，可在睡前泡泡脚、喝点红酒、听舒缓音乐等，放松心情，以帮助入睡。

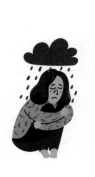
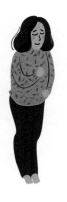

心理问题的自我治疗

1. 心理平衡是健康最重要的基石

中国工程院院士钟南山虽年逾八旬，但依然身手矫健、声如洪钟。他在一个讲座上提到：健康的一半是心理健康，疾病的一半是心理疾病。钟南山表示，虽然多项研究表明人的自然寿命能超过 100 岁，但是因为种种原因，大多数人的寿命都达不到 100 岁，这说明健康对于个人至关重要。他表示，人体健康有五大决定因素：父母遗传占 15%，社会环境占 10%，自然环境占 7%，医疗条件占 8%，生活方式占 60%。

健康的六大基石是心理平衡、合理膳食、适当运动、戒烟限酒、早防早治、绿色环境。心理平衡是最关键的，一切不利的影响因素中，最能使人短命夭亡的莫过于不良的情绪和恶劣的心境。如忧虑、烦躁、恐慌、贪求、妒忌、憎恨等情绪会造成生理紧张，人体经过一系列生理反应后分泌肾上腺素和皮质醇，使心跳加快、呼吸加快、瞳孔缩小，对身体危害很大，长期的紧张刺激会造成血压、血糖升高，甚至产生心脏病等多种疾病。

怎样保持心理平衡？钟南山的建议是可通过设定追求目标来保持良好的心态。当然，追求的目标也不能太苛刻，人要知足，当事情无法改变时，我们可以通过改变态度来改变处境。

①充足的睡眠。睡眠不足会导致严重后果，不仅影响我们的身体健康，还会造成全天焦虑和紧张，有时还会形成恶性循环，因为焦虑通常会妨碍睡眠。

②简化大脑。物质简化就是心理简化，如果工作场所混乱不堪，就很难放松心情，并使工作显得更加凌乱烦琐。养成保持干净的好习惯，有助于更理性地思考问题。

③笑一笑。当工作让我们情绪低落时，迅速调整心态笑一笑。研究表

明，笑声能够缓解抑郁和焦虑。

④表达感激之情。研究证实，常念感恩有助于减轻焦虑，尤其是充分休息后效果更显著。因此，放松身心，怀着感激的心态开启你的感恩之旅吧。

⑤合理膳食。焦虑会让我们的身体内部乱作一团，胃口也会跟着改变。为了给身体提供所需的营养，应该选择富含维生素 B 和 ω–3 脂肪酸等营养元素的食物，并配以健康的全谷物碳水化合物。

⑥冥想。冥想是一种放松方法。科学家们发现，冥想实际会增加大脑内的灰质，灰质是可令体内的压力减少的物质。

⑦适当娱乐。可以邀请朋友一起散步、遛狗，或是跟孩子玩一个下午，让无忧无虑的小朋友带动你一起玩，让自己的大脑放松放松。

⑧设定目标。设定具体的目标，有助于将我们从对未来未知的焦虑中解救出来。如可花一小时制作一个前景板，制作时，不妨想想"真益激必善"五字箴言，我的想法是真实的、有益的、激励的、必要的且善良的吗？

⑨绝对安静。计划出一段时间，让自己与外界隔离。先从适合自己的一小段时间开始，在此期间关掉手机、关掉电视、不看邮件、不看新闻，不与外界联系，这样可暂时远离焦虑。

⑩制订计划。试着制订一份工作计划或列出待办事项，养成提高工作效率的好习惯。一定要提前准备才能避免焦虑产生。

⑪多交流多分享。人具有社会性，孤独、寂寞对人体的伤害超乎想象。平时要多参加各类聚会，多与朋友交流，多阅读积极向上的文章。

2. 心理疗法有神奇效果

心理现象是一种心理活动的表现形式，它不仅在关键时刻起着重要作用，还与健康息息相关。思维健康研究师叶舟在其所著的《不生病的思维》一书中指出"绝大多数人都知道生命在于运动，但很多人对运动的内容理解几乎都是狭义的。其实，运动的内容应当包括身体的运动和思想的运动。负面思维是心理障碍的策源地，养心必须重视正面思维。而所谓思维养生，即是利用各种不同的想象来愉悦身心、放松思想、调节精神，从而达到养生和疗疾的目的"。

最新研究表明，正确的思维方式可助人延年益寿。法国《科学与生活》杂志曾刊登过这样一篇文章，内容是科学家在做实验探索人体奥秘时发现，思维不但能对身体产生一定的作用，而且能治疗多种疾病。

实验1：生理学家指导一批志愿者用意念假想让自己的小指推动一件巨大的重物，经过3个月的训练后惊讶地发现，这些志愿者的小指肌肉力量竟增加了35%。结果证明，思维活动同样可以起到锻炼身体的作用，这对行动不便的老年人及卧床不起的重病患者来说无疑是个福祉。

实验2：该实验由美国俄亥俄州立大学癌症研究中心教授芭芭拉·安德森设计和开展。该实验对114名乳腺癌患者实施每周1.5小时的良性诱导教育，4个月后发现，患者身体内在抗癌中起关键作用的T淋巴细胞增殖能力已趋于稳定或得到加强，表明患者的免疫系统已被调动起来。实验还采集未实施过良性诱导教育的100名同类患者的血液进行化验，结果显示，她们的免疫力仍然十分微弱。

实验3：该实验在美国科罗拉多的医院进行。医生在一名男性帕金森病患者头部开了4个很小的刀口，并告知该患者已为他植入可治疗帕金森病的胎儿神经元。但实际上，这只是一个虚假的手术和"谎言"。奇怪的是，在之后的日子里，该患者的病情确实得到了控制和好转。医学家的临床统计显示，诱导安慰手段在治疗疾病上的成功率可在 30% 以上。

实验 4：医生让一名健康受试者处于舒适状态，并通过语言暗示使受试者精神愉快，此时受试者的血压下降了 20 mmHg，脉搏每分钟减少了 8 次，通过 X 线观察发现受试者的胃部体积缩小了，工作能力竟随之提高。若采取相反的实验条件，结果正好相反。相关研究发现，冥想、深呼吸和正面的想象都会减缓应激激素皮质醇和肾上腺素的释放，这有利于减轻心脏负荷，使血压下降，并可改善消化系统功能。

科学家们发现，正面的想象不仅能降低血压，还能治疗关节炎和心脏病，并且有增强智力及提高视力的作用。有冥想习惯者，其患病概率可降低 50%，患重病的概率可降低 87%。研究认为，冥想和正面的想象是松弛思想和促进身心健康的行为。

现代医学证明，身体疾病确实可以影响心理状况，而心理状况同样也可以影响身体的免疫功能及身体内部激素等物质的分泌。因此经常开展思维活动的人群，不论思维方式如何，坚持用脑，充满正面的想象，对保持健康的体魄大有裨益。

人生不如意之事十有八九，笑看人生才会活得快乐与长久。当你感觉压力很大或心情不好时，不妨想象那蔚蓝辽远的天空，能使人胸襟开阔、宁静爽朗；想象那宽广无垠的草原，能令人心旷神怡、舒畅豪放。成年人想象童颜之天真活泼，可纠过于拘谨之偏；老年人想象青壮年之朝气蓬勃，可扫暮气和沮丧；回忆昔日之趣闻，可放松精神，解除人与人之间的隔阂；展望未来之美好，可调节情绪，增强战胜疾病的信心和斗志。

3. 值得关注的七种心理疗法

早在 2000 年前，中医就提出"悲胜怒、喜胜悲、恐胜喜、思胜恐、怒胜思"的心理治疗法则。当下心理疗法越来越被人们重视。心理疗法种类繁多，方法奇特，妙趣横生。

（1）暗示疗法

良好的暗示有较好的治疗作用，不良的暗示则可导致疾病。伟大的生理学家巴甫洛夫说："暗示乃是人类最简单、最典型的条件反射。"暗示疗法奇迹般地治愈了许多心身疾病，至今仍广泛应用。

法国名医肖维的自我暗示疗法，让患者每天早晨起床后背诵如下言语："我的病比昨天好些，明天一定会比今天更好些，我的病不久就会痊愈。"这就是肖维医生的医嘱，并要求患者坚持下去。肖维医生的暗示疗法在短时间里治愈了成千上万例神经衰弱和其他心身疾病，他由此名声大振。

（2）转移疗法

现代心理学家常用的转移疗法是注意力转移法。使患者转移对疾病的注意力后，患者心理稳定，有益康复。英国著名科学家法拉第由于工作紧张，休息不足，身体健康状况欠佳，经常头痛失眠。一次他去看医生，医生给他开的处方不是药，而是一句英国谚语："一个小丑进城，胜过一打医生。"法拉第从中悟出了这句话的奥妙，于是经常去看喜剧、滑稽戏、马戏表演，安排时间到海滨度假，保持心情愉快。不久后，他的健康状况明显好转。

（3）音乐疗法

现代科学研究表明，美妙动听的音乐能使人体内紧张、疲惫不堪的神经细胞在新的兴奋中得到松弛，获得休息。因此，音乐是神经系统的保健操。经常听音乐不仅会使人精神振奋、心旷神怡，还能提高中枢神经系统的灵敏性，加强大脑的功能和工作能力，从而使人智力敏捷、精力充沛。

音乐的祛病作用可分为感动式和主动式两种。感动式音乐疗法的重点是听音乐，从而使患者产生心理上的自我调整；主动式音乐疗法是让患者主动参与创造性音乐活动，即让患者同医生一起在音乐伴奏下演唱或即兴表演，也可让患者自己演奏、演唱等。这两种音乐疗法都可以起到良好的祛病作用。

（4）**反馈疗法**

国外曾有报道，生物反馈疗法对治疗原发性高血压、紧张性偏头痛、心律失常、骨骼肌麻痹与萎缩、癫痫、恐怖症、焦虑症等疾病均有一定效果。例如，临床上常见的血管性头痛，除了剧烈发作的偏头痛，还常伴有恶心、眼花、流泪，手部血管收缩及皮肤苍白、温度降低。生物反馈疗法根据病理机制，使用一种能显示手部皮肤温度变化的温度计，让患者看着温度计想象自己的双手正在接近热源，通过这种意念运动，患者感到双手发热，温度计显示手部皮肤温度上升时，偏头痛随之减轻或消失。生物反馈疗法的应用日趋广泛，不少人称之为"划时代的疗法"。

（5）**颜色疗法**

据美国策勒医生报告，环境的色泽能治疗神经紊乱。策勒医生首创颜色疗法，他认为颜色对患者具有刺激、镇静、治疗3种作用。他将医院里的病房、门窗、墙壁、家具、床单、人工灯光等设为不同的颜色，分别用于不同的治疗。医院的墙壁为白色、淡蓝色、淡绿色、淡黄色，皆可使患者心情镇静、舒适，有助于恢复健康。高血压患者佩戴烟色眼镜有助于降血压，青光眼患者佩戴绿色眼镜可使眼压降低，红色、蓝色环境可促进血液循环、增强食欲，淡蓝色环境有助于高烧患者退烧。

（6）宣泄疗法

忧愁、悲伤和愤怒等不良情绪，如果得不到充分宣泄，必将对人的心身健康带来伤害。如何正确地宣泄不良情绪，心理学家提出了许多行之有效的方法。

①哭喊法。哭喊可使内心深处的不良情绪发泄出来，从而使内心世界不再感到痛苦或愤怒。

②呼吸法。呼吸与情感密切相关，愤怒时呼吸急促，忧伤时呼吸噎塞，吁叹可舒缓呼吸。平卧，双膝屈曲，摒除杂念，全神贯注于腹式呼吸，先缓慢柔和地尽力呼气，使腹壁几乎贴近后腰，保持这一状态，片刻后自然出现吸气运动，腹部就像充气的球一样鼓起来。如此反复进行，可使忧伤、愤怒随同呼出之气排出体外。

③交流法。与自己信任的人交流，如向自己的亲人或知心朋友尽情地倾诉内心的忧伤和不快，减轻心理压力。

④发泄法。在愤怒不可遏止时，适当摔打自己的杯子、碗等廉价物品，使愤怒得到充分发泄，从而使自己感到舒畅。但千万小心，适可而止，别伤到自己和他人。

（7）信念疗法

信念疗法是指建立在自信心基础上的，以自我安慰、自我解脱、自我激励、净化心灵、平衡心理、减轻压力、排除焦虑和烦恼、追求力量、增强信念为内容的现代心理疗法。信念疗法的机理有两点：一是靠意识的力量，信念对于治疗功效起着极为重要的作用，甚至比药物治疗更为重要；二是靠安慰剂的效应，人的精神活动可以导致实际的生理变化，这种变化是人体相信和期待的一种结果。假如一个人相信某种药物具有能实现具体治疗目标的作用，那么他的身体状况就会向着那个目标方向变化。

4. 三种方法摆脱习惯性烦躁

很多人特别是上班族都有过类似经历，工作时特别是长时间工作时很容易心烦气躁，遇到一点不顺心的小事就想发火，难以控制烦躁的情绪。这种情况称作习惯性烦躁。其实，烦躁是一种正常的情绪反应，偶尔烦躁，无须太担心；若天天如此，则难免影响工作效率，甚至有害健康。摆脱习惯性烦躁，可尝试以下三法。

①如果因事情感到烦躁，如对工作任务没兴趣、认为能力难以胜任等，最好从调整心态入手，把工作当成磨炼自我和积攒经历的过程，与同事多沟通，多向他人请教，保持乐观、积极的心态，有助于缓解烦躁情绪。

②如果因他人感到烦躁，如与同事或上司意见不一致、脾气不和等，这种情况最好先把自己隔离开，避免情绪的直接碰撞，以旁观者的心态客观、冷静地分析事态，告诉自己大事化小，小事化了，让心情冷静下来。

③如果因自身感到烦躁，如最近家庭关系紧张、遇到突发事件等，扰乱心绪，就要及时提醒自己工作和生活要分开，找机会与朋友聊一聊，听听大家的建议，同时分散一下注意力。

5. 三种方法可排忧解愁

生活中难免会碰到忧愁、烦恼的事情。有的人能很快摆脱烦忧，而有的人却长时间在烦忧之中徘徊、彷徨。心理学家认为，人之所以摆脱不了烦忧，主要受以下因素影响：不能正确对待生活中的挫折；不能适应环境变化；不善于处世和交际，情感脆弱。排除烦忧不但要外界帮助，更要学会自我调适，可尝试以下方法。

①淡化伤口。烦忧的原因之一是碰到挫折，这好比生活上的伤口，需

要设法淡化。若遇事朝善处着想，可较少受到烦恼情绪的纠缠。

②适度宣泄。将烦闷憋在心里，不如适度宣泄。可找一两个好友倾诉或外出旅游，转移注意力；发挥自己的特长，积极参加娱乐活动或公益活动，使情感得到升华。哭也是一种自我宣泄的方法，它本身就是一种自我保护，有助于恢复机体平衡。可在没人的地方放声大哭，哭过以后，烦忧或许会随之而去。

③正视自我。有句名言："生活是一面镜子，你对它笑，它就对你笑；你对它哭，它也对你哭。"以乐观的心态笑对生活，就会感受到生活的温馨和愉快；整天愁眉苦脸，长时间保持"自己是天底下最倒霉者"的心态，烦忧自然难以摆脱。

6.三种方法能养心

有句老话叫"相由心生"，也就是说，一个人的相貌是由心灵决定的。一个经常生气的人，面孔必定是忧愁纠结的；一个内心善良的人，面孔必定是慈眉善目的。虽以貌取人不足取，但一个人的脸是心灵的真实写照，一个人内心的所思所想，日久天长，定会体现在脸上。

孟子在《尽心下》里说："养心莫善于寡欲。其为人也寡欲，虽有不存焉者，寡矣；其为人也多欲，虽有存焉者，寡矣。"意思是说减少不健康的欲望，以达到涵养心灵的作用。下面介绍3种养心的方法。

①读书养心。茶余饭后，夜深人静，一册在手，书中找乐。选择了一本好书，就是选择了一个好的朋友，在文字中穿行，丢弃浮躁，沉淀心性。西汉经学家刘向有言："书犹药也，善读之可以医愚。"细嚼方知，这一味治愚的药便是读书。

②音乐养心。选择了一首好的音乐，就是找到了一把打开心门的钥匙。

在一首好的音乐里徜徉，可以舒缓心灵，缓解焦虑。

③旅行养心。假期或者周末不妨换上旅行鞋，背上旅行袋，让阳光照进心灵，让新鲜空气在胸腔回流，赶走疲惫，放松心情。

中国台湾作家林清玄写过一篇文章叫《养壶》，认为养壶与养心有异曲同工之妙。文章中说，一把好壶，它的外表和内里都酝酿了时间的光泽，有着深沉的香气。即使不放茶叶，光是冲进开水，也会有茶的香味，那香味是无数好茶所凝聚起来的。其实养心也是一样。

读书增加你的思想深度，闻音舒展你的心情，旅行增加你的阅历。假以时日，岁月酝酿了光泽，整个人就会散发出独特韵味。这种韵味是书籍、音乐、旅行中的养料被人吸收后，从心灵折射出来的熠熠光辉。

7. 常侃大山有益健康

人具有社会性，电话、网络无法替代面对面沟通。心理学家表示，面谈需要一个人全身心地投入，语言、表情、身体姿态等都会成为表达观点的载体，这是电话或网络所不能比的。

老年人退休居家，能够聊天的人骤然减少，如不能主动走出家门，极易陷入孤独自闭状态。从某种角度说，侃大山有着类似话疗的作用，如宣泄情绪、缓解压力、排遣寂寞等。此外，国内外研究还发现，闲聊还有以下好处，堪称健康一宝，不亚于健脑游戏。

①消除负面情绪。美国加州大学伯克利分校社会心理学家罗伯·威尔的一项研究显示，闲聊有助于消除人们的负面情绪。罗伯·威尔认为，即使与人调侃一些不愉快的经历，也可使人更快地从挫折中恢复过来，重新获得好心情。

②增强自信。荷兰格罗宁根大学的研究显示，听到关于他人无论是正

面或负面的信息，都能帮助个人反省自我，提高自我评价，增强自信心。研究人员解释，听到他人的正面信息可能具有教育意义，可为提升自我指出明路，而听到他人的负面信息则会让人暗自高兴，因为这让人知道他人可能在各方面远远落后于自己。

③减少孤独感，获得安全感。看似浪费时间的侃大山，其实是连通外部社会、确认自己是否与社会脱节的一种重要方式。心理学教授张学新表示，闲聊内容大多应集中在新鲜、热门话题上，人人能谈，无论讲的人还是听的人，都会在交流中强化自己是社会一份子的认知，有助于减少孤独感，并获得安全感。这一点在老年人中体现得更为明显。

交谈是门艺术，即便只是闲聊，也要注意以下五点技巧。

①选对场合。有的人喜欢在酒桌上交谈，因为此时身体会不自觉地启动安逸系统，整个人放松下来就会变得健谈。心理学家指出，在心理学上，营造放松氛围正是突破交流坚冰的一种方式。但不是人人都适合在酒桌上交谈，如上班族可以在工作间隙聊上一会儿；家人间交流，建议预留晚饭后的时间；经济富足的人，则适合约上三五好友在茶馆、咖啡厅小聚。

②挑对同伴。熟人或有共同兴趣的人更容易找到共同话题。如老年人可选择老友或一同参加活动的同龄人作为聊伴。需要注意的是，只有双方都有所收获的沟通，才具备良好延续的基础。

③摆正心态。沟通的关键之一是摆正心态，不能过分以自我为中心。无论聊什么都不应是为了炫耀自己或挖苦他人，即使是宣泄情绪也应当把握分寸。因此，无论说什么，最好先换位思考，特别是在谈论他人时，应当摆正心态，切忌暴露了他人隐私。

④找对话题。家庭琐事、社会趣闻、政治时事、过往旧事，以及永不

褪色的"吃、穿、住、用、行"都可以成为"侃"的话题。但建议找到共同话题，由小切大，最好能从他人说起，而不是从自己说起。

⑤用对技巧。交谈中，不要轻易否定他人，应多赞美他人；不要一个人说起来没完，而应该引导他人参与表达；在适当的时候可以表达疑问或引申对方的观点，表明自己在用心听，在跟着思考。

8. 安慰也能治病

医学认为，人体中有一种"安慰剂"能治自身的病。

如一个小孩子割破了手指，母亲马上朝上面吹口气，说："没事，不疼不疼。"小孩子马上会停止哭泣。其实吹气没有止痛效果，能止痛是心理暗示作用。又如，有位老人患膝关节炎多年，经常疼得厉害。医生告诉他只要做个小手术就能好，然后让他躺在手术床上，医生在他身上拨弄了一会儿，然后贴上胶布。其实医生根本没有为老人的膝关节做过任何手术，但老人认为医生为自己做过手术，他觉得膝关节疼痛减轻了。医学上把这种"假手术"效果称为"安慰剂效应"。

美国一项研究认为，每个人都有一个"体内药厂"。美国心理学医生沃尔夫进行了求证实验，所得到的结果是"安慰剂"的确能引起人体内的生理反应。但使安慰剂发挥效应是需要一定技巧的，如果患者心里不接受提示或暗示，"体内药厂"的功能就无法启动。只有患者完全相信医生，"安慰剂"才会管用，才能获得"安慰剂效应"。

9. 应对挫折的两种心理安慰法

"酸葡萄"与"甜柠檬"这两种心理可以帮助缓解受挫后的不良情绪。"酸葡萄"心理是认为自己得不到的或是没有的东西就是不好的，是不值得关注和争取的，以冲淡内心欲望和不安。"甜柠檬"心理则是百般强调凡是自己的东西都是好的，这样可以达到心理自拔、心理自助的功效，用这种精神胜利法宽慰自己、承认现实，比垂头丧气、痛不欲生要好。

"胜败乃兵家常事""留得青山在，不怕没柴烧""比上不足，比下有余""天外有天，人外有人""塞翁失马，焉知非福"等都是我们安慰自己时经常说的话，这在心理学上又称为"抵消"，即以象征性的事来抵消已发生的令人不快的事来求得心理平衡。从心理健康的角度看，"酸葡萄"和"甜柠檬"这两种心理有一定意义，其在某种程度上可以起到缓解消极情绪的作用。当面临重大挫折时，可应用这种方法进行适当的自我心理安慰。但真正应对挫折不能只停留在自圆其说。当情绪稳定后，应该冷静地、客观地分析遭遇挫折的原因，从而理性地应对挫折。

10. 疼痛的心理止痛法

疼痛虽是多种疾病共有的症状，但也与心理因素有着密切关系。心理学研究与大量的临床观察证明，心理因素既可以诱发和加重疼痛，也可以延缓和抑制疼痛。人们的心理状态不同，疼痛的感觉或阈值也不同，因此，注意调整心理状态，运用心理疗法，有助于巧妙止痛。

①自我暗示法。在疼痛时，自己心里默念"一会儿就不痛了"，往往会收到一定效果。特别是在使用镇痛药物的同时配合自我暗示法，有助于加强镇痛效果。

②松弛止痛法。疼痛患者如能解除心理紧张，松弛肌肉，可减轻或阻断疼痛反应，从而起到止痛作用。松弛的方法很多，如叹气、打呵欠、深呼吸、闭目静思等。

③转移止痛法。疼痛患者的注意力如果集中在疼痛上，将使疼痛加剧；把注意力从疼痛转移到其他有趣的事物上，如看喜剧、读书报、与朋友交

谈、回忆童年趣事等，可减轻疼痛。

④音乐止痛法。疼痛患者可听自己喜欢的音乐，以缓解疼痛。可以边听边唱，也可闭目静听或随节拍轻微活动手脚。这样既可分散注意力，又可缓解紧张情绪。

⑤情绪稳定法。情绪稳定与镇静不仅能使痛觉感受迟钝，还能使疼痛反应减少。疼痛时保持情绪镇定是控制疼痛的有效方法之一。当疼痛难忍时，患者应提醒自己疼痛是机体的一种保护性反应，说明机体正处在调整状态，在同病魔做斗争，以此增强和病痛做斗争的决心和信心，其心理上的疼痛感也会随之减轻。

⑥意志控制法。俗话说，越不怕疼就越不疼。在坚定的意志和信心的支持下，对于巨大的疼痛，人体会产生巨大的抗痛力量，可缓解疼痛反应。

11. 心理保健话"十不"

①一不怀旧。不能总是沉浸在那些残缺的、苍白的回忆里，重要的是把握当下，保持舒展的心态。

②二不生气。控制自己的情绪，遇到矛盾要冷静处理，或设法回避，或转移情感，尽量少生气或不生气。

③三不攀比。人都有各自的局限，正视现实、知足常乐是明智之举，这样才能心平气和，无忧无虑。

④四不孤寂。克服孤独心理，培养生活热情，主动亲近他人，发展兴趣爱好，寻求精神寄托。

⑤五不嫉妒。不嫉贤，不妒能，关键在于平时养成良好的心理素质，消除一些思想认识上的偏差。

⑥六不小气。少一些计较，就会少一些麻烦；多一些宽容，就等于为

自己营造了一份好心情。

⑦七不疑疾。保持一个健康的心态，有症状及时诊治，切莫胡乱猜疑，不疑疾，不忌医，才是明智之举。

⑧八不动心。排除外界的干扰，做到"不以物喜，不以己悲"，保持内心清净和良好的精神状态。

⑨九不消极。世间不是所有事情都可以顺利达成的，一切的挫折、失败，都是对毅力的考验。

⑩十不贪得。对既有的东西要知足，用自己的力量去追求那些属于自己的东西，自然不会有失望的痛苦。

12. 知足和感恩是心理良药

知足和感恩是心理良药，同时也是养生保健的良方。知足者幸福，幸福不是物质的富有，而是内心的富足与安宁。美国作家亨利·曼肯说，如果你想幸福，非常简单，就是和那些比你更穷、房子比你的更小、车子比你的更破的人相比，这样你的幸福感就会增加。"比上不足"会越比越没有幸福感，而"比下有余"则有助于提升幸福感。因此，老年人只要有一种发自内心的满足，就会幸福无比。懂得知足，不仅是一种智慧的生活方式和修炼成熟的表现，同时也是一剂养生保健的良方。

感恩就是正确认识自己，理性看待社会和他人，在对比中、得失中感受幸福。如今天走在大街上，看着人们色彩鲜艳的衣着、林立的高楼大厦、商店中琳琅满目的商品，再回想一下几十年前的景象，作为过来人有多少感慨啊！品味着今天的好日子，欣逢盛世，应该珍惜所拥有的一切，怎能不感恩？得到朋友的恩惠、亲人的照顾，都应该心存感激。懂得感恩，懂得宽容，才能获得快乐。心怀感恩的人，会给自己带来好心情。感恩益身心，身体和心理都会更加健康。

13. 多数烦恼是不必要的

唐代诗人杜牧有句诗："尘世难逢开口笑。"为什么人的一生中烦恼总是如影随形？

科学家对人的烦恼进行了科学的量化、统计、分析，结果发现，几乎百分之百的烦恼是毫无必要的。统计发现，40%的烦恼是关于未来的事情，30%的烦恼是关于过去的事情，22%的烦恼只是来自微不足道的事情，4%的烦恼是我们改变不了的事实，还剩下4%的烦恼是那些我们正在做着的事情。如此看来，烦恼真是自找的。对同一件事，不同的人因为心态不同，会导致截然不同的结果。

人生之路不可能一帆风顺，总会有困难，有挫折，有痛苦，有烦恼。有识之士认为烦恼也只是三天——昨天、今天、明天。昨天，过去了，不再烦；今天，正过着，不用烦；明天，还没到，烦不着。这样一想，能使自己会心一笑，情绪由阴转晴，把烦恼化成快乐。

14. 刻舟求剑给人的心理启示

刻舟求剑是我国古代一个著名的寓言故事，出自《吕氏春秋·察今》。说楚人乘船渡江，剑坠江中，他在船上坠剑的位置刻上标记，等船靠岸，才在标记处下水捞剑，结果当然是事与愿违，捞不到剑。这个故事讽刺了那些拘泥守旧、不知变通的人。"舟已行矣，而剑不行"，他的思想还停留在坠剑的位置上，用现代的话说，就是不能与时俱进。这个故事乍看起来似乎有些荒唐，但仔细想想，现实生活中刻舟求剑的人却比比皆是。

如有人要出国深造，好不容易办理了各种手续，只等告别家人，就可出国圆梦。不料途中被盗，证件尽失。一气之下，血压骤升，中风住院，国门未出，反而落了个终身残疾。丢失钱物，已然可惜，因此而着急致病，是损失上叠加损失。不能正视"舟已行矣"的现实，而去固守舟未行的过去，不也是一种刻舟求剑吗？

人生在世，难免遇上这样那样的逆境。既已发生，如果思想不能与时俱进，而是在原地怨天尤人，痛苦挣扎于既往而不能自拔，无可奈何于现实而唉声叹气，只能是自寻烦恼，于事无补。须知不良的思想情绪会诱发多种疾病，甚至会夺走生命，不可不防。

人之所以产生不良情绪，思想落后于发展形势，不能正确对待过去是重要原因之一。何谓过去？过去就是已逝的历史，历史是不可逆转的。既然历史不可逆转，悲愁何必，忧思何益？舟已行矣，最明智的选择就是正视现实，不为过去的荣辱得失而萦怀，不为当前的疾患困境而忧虑，顺其自然，笑对人生，与时俱进，心宽体宁。

15. 音乐疗法缓和情绪

音乐疗法能有效缓和情绪，可作为消除心理障碍的有效辅助手段。可根据心理障碍的具体情况，选择适当的音乐进行欣赏、演奏，或参加音乐演唱、演奏比赛等。心理学家认为，音乐能改善心理状态，通过音乐这一媒介，可以抒发情感，表达内心最真实的情感。

音乐疗法的治疗对象多半是老年性痴呆、孤独症等心身疾病。对于老年性痴呆、孤独症这类疾病，一般医院大多采用药物治疗，音乐疗法则不使用药物，而是运用心理学的方法，给患者以心理上的关爱与治疗。专家指出，音乐对老年性痴呆的治疗有显著的疗效。许多临床资料和实验研究证明，音乐在改善注意力、增强记忆力、活跃思想、丰富和改善情绪状态等方面有明显的功效，有利于消除孤僻老年人与周围环境的情绪和理智障碍，重拾老年人对生活的信心。

16. 七情也能治病

利用喜、怒、忧、思、悲、恐、惊七种情志治病，是中医心理治疗的特色，医学上称为"以情胜情"或"以情胜病"。古代医家在此方面的实践，留下了许多有趣的故事。

金元四大家之一的朱丹溪曾遇见一名青年秀才，秀才婚后不久即亡妻，终日悲伤哭泣，忧愁伤感，日久成疾，请了许多医家治疗都无效。朱丹溪给他诊脉后说："你有喜脉，看样子身孕已有几个月了。"秀才听后哈哈大笑，觉得一代名医竟说出如此荒谬的话，实在可笑。从此以后，他常到处将此事作为奇谈笑料，与听者一起纵声大笑。不久，他的病也渐渐地好了。这时，他的家属才告知他朱丹溪事先说要用嬉笑的方法来治疗他的忧思病。

清代《冷庐医话》记载，世代为农的李大谏考取了举子，他的父亲大喜过望，笑而不止。不久，李大谏又考取了进士，他父亲更是乐不可支，笑病 10 年也没有治好。李大谏将此事告诉了太医，太医即派人告诉李父说李大谏得病死了！李父得此消息，如五雷轰顶，悲痛欲绝，其笑即止。后来，太医又派人告知李父说李大谏又被救活了！于是李父就不悲伤了，笑病也未再发作。

金元四大名医之一的张子和也是有名的心理疗法专家。当时一位叫卫德新的人，其妻因受惊而得病。不论什么时候听到什么响声都害怕，甚至昏厥。家人请了许多医生都没有将其治好。张子和令人制备了一根木棒，给患者诊脉之后，面对患者突然用木棒猛击几下旁边的桌子，患者猛然受惊。停一会儿，说话间又猛击了一下，患者再惊。后如此多次，患者对声响就不太害怕了，张子和又令人以木棒击窗等，每天反复敲击，患者的惊恐病渐渐止住，后来竟然完全好了。这种心理疗法，中医称为"以惊定惊"。

17."换框疗法"可消除负面情绪

日常生活中，经常会有人感到事事不如意，内心充满疲倦、无力感，或感到愤慨、内疚、无奈，甚至厌恶生活。其中的原因便是一些局限性的信念导致的结果。若想改变这些不良情绪，必须先改变这些信念。这些需要改变的信念，就是通常我们所说的"思想框架"。改变"思想框架"，使自己快乐起来，心理学中的"换框疗法"值得尝试。

例如，工作出现了错误，你心情沮丧，受到领导批评后，心情变得更加糟糕，于是得出结论：因为领导批评了我，所以我工作不开心。这样一来，内心就会真的如自己所说的很不开心。针对这种情况，可以把句子中的不开心改为积极、努力之类的词，再把句首的"因为"二字放到后面，即成为："领导批评我，所以我要积极工作，因为……"然后，考虑如何把句子写完整，建议将"因为"后面的内容写出7个以上不同的版本：①我想更快升级、脱离他的管制；②我想更有能力去另找新工作；③我想学到更多技能；④我想满足他的要求；⑤我想让他看到自己的能力；⑥我想有更优秀的表现；⑦我要证明我可以做到……

试着挑选自己觉得最好的、最能够接受的一句话，然后反复念数遍。再对比一下，念一遍"因为领导批评了我，所以我工作不开心"，以及自己新造的句子，是不是新造的句子会令内心感觉更舒服？

按照"换框疗法"理论，生活中的事情，其意义都是人为设定的。既然是人为设定的意义，则一件事情可以有多种意义。一件事情的意义，取决于我们的主观思想，只要我们从中找到正面意义，就能使自己有所改变。生活中倘若我们能有意识地多运用这一疗法，很多烦恼、困扰就会烟消云散，我们的内心会变得更加积极，也更容易获得快乐。

18. 提升幸福感需五种"营养素"

英国政府的心理幸福感计划，在研究了400多名世界各地科学家跨学科的工作成果后发现，幸福感有5种必需"营养素"。

①维系人际温情。如家人、朋友、同事和邻居，把他们当作自己生活的基础，并且花时间维护、发展和他们的关系。

②让身体动起来。如散步、跑步、骑自行车、跳舞、打球等。总之，重要的是要找到一项适合自己时间机动性和身体状况的，并且是自己真正喜欢的运动。

③捕捉生活微光。留心那些不经意间发现的美好事物，观察那些不同寻常的事物，捕捉美丽的瞬间，享受生活每一刻。

④探索生活乐趣。尝试接触新鲜事物，或找回过往的某种兴趣，用心学习，如学习弹奏一种乐器，或者烹调自己最喜欢吃的美食，你将享受到生活及实现自我价值的乐趣。

⑤与人为善。尽量多给予朋友甚至陌生人帮助，感谢那些曾经帮助过自己的人。

19. 坚持锻炼，重焕新生

雨果20岁时开始发表作品，29岁时就创作了《巴黎圣母院》。可就是这样一位才华横溢、激情奔放的文坛巨星，40岁时却突发心脏病。当人们认为这颗文学巨星快要陨落时，雨果并不悲观，他以顽强的毅力，在医生的指导下，开始运动锻炼，每天坚持散步、做操、打拳，之后又跑步、游泳、爬山等，他的健康渐渐恢复，体质不断增强，重新获得了充沛的创作精力。他坚持锻炼，60岁时又创作了《悲惨世界》，直到80岁，他依然锻炼不止，创作不止，写出了大量优秀作品。

冰心 80 岁时突患脑血栓，面临偏瘫的危险，她断然决定手术治疗。对一个高龄老人来说，手术是很危险的。她的手术很成功，术后第 5 天，她就开始下地锻炼，晒太阳，练指力。她严格要求自己，每天早晨 6：00 起床，6：30 听新闻，之后读书、写作。医生查房过后，她就下床运动锻炼，开始是让别人搀扶着，一步一步挪动，几十分钟走不出 5 米远，且疼痛难忍，大汗淋漓。冰心不畏艰难，继续坚持锻炼，终于可以不用搀扶，自己借助拐杖行走。她豪迈地写下"生命从八十开始"的壮志豪言，创作热情重新焕发。

这样的事例还有许多。但一些老年人认为随着身体机能衰退，疾病来袭在所难免，锻炼也改变不了衰老的规律，从而任由疾病逞凶。其实，很多带病长寿者就是得益于坚持不懈地锻炼。老伙伴们，积极行动起来，坚持运动锻炼，努力与疾病抗争，重焕新生，让生命更加绚丽多彩。

20. 打开"四关"，心里无忧

长期情绪不畅会造成肝气不舒、气机郁滞。一个人长期抑郁，首受其害的脏腑是肝，其次会伤及心、脾、肾。中医认为，肝主疏泄，情绪抑郁不舒则影响肝的疏泄，引起肝气郁结。下面告诉大家一个疏肝解郁妙方——开"四关"。

"四关"是合谷穴、太冲穴的合称。合谷穴在手上，取穴时把右手拇指指骨关节横纹放在左手拇指与食指间的指蹼缘上，右手拇指尖处即为合谷穴。太冲穴位于足背第一、第二跖骨结合部前方的凹陷处。这两个穴位都是双穴，左右各一，合称为"四关"。

合谷是手阳明大肠经的原穴，太冲是足厥阴肝经的原穴。按照"厥阴居左，主气的上升；阳明居右，主气的下降"的中医理论，四关正好司职我们身体里气的左升右降。要想健康，就必须保持气机通畅，气血才能化生有源、调和有度，疾病自然就好了。所以说开"四关"是一上一下，一气一血，一脏一腑，一阴一阳，调一身之气血，理阴阳之失调，具有调理气机、疏肝解郁、和胃降逆、定志安眠的功效。开"四关"要用点揉的手法，先点后揉，点揉结合，使穴区出现明显的酸胀感。每穴点揉 2～3 分钟即可，左右交替，上下结合，坚持 1 周左右，就会感到心情舒畅。

21. 少吃细粮，可防抑郁

要想预防抑郁，最好少吃细粮。美国哥伦比亚大学研究人员调查了 7 万名绝经妇女的数据后发现，吃细粮越多的女性越容易抑郁。细粮指的是用面粉或大米制作的食物，如白面包、白米饭、意大利面等细粮升血糖指数颇高，也就是说，吃下这些食物后，血糖会迅速升高，机体不得不分泌大量胰岛素来帮助分解这些糖。在这个过程中，人容易出现情绪恶化和疲劳等类似抑郁的症状。

相关研究显示，多吃富含纤维的食物，如粗粮、全麦及水果蔬菜等，有助于降低患抑郁症的风险。粗粮富含纤维素，不仅有助于降低患 2 型糖尿病的风险及降低胆固醇，还能增强饱腹感。

22. 按人中穴，调畅情绪

一些老年人常会因为一些小事感到激动或紧张，有的老年人甚至会出现坐立不安、失眠多梦、烦躁易怒等症状。中医认为，人的怒、喜、思、悲、恐等情志活动是以五脏气血为物质基础的，而过度的忧愁、思虑等情绪反过来会导致脏腑气机逆乱，气血不和，引起脏腑功能失调而发病，进而出现烦躁、失眠、多梦、抑郁等症状。

人中穴是人体中督脉、手阳明大肠经、足阳明胃经的交会穴，有调和气血、镇静安神的作用。研究发现，刺激人中穴能释放压力，缓解紧张情绪。人中穴位于鼻唇沟，按摩时，大拇指的拇指面朝上，指甲抵住穴位，斜向上发力，力量以感到稍痛为宜，注意不要弄破皮肤。刺激人中穴的同时保持深吸气、缓呼气，每天早晚各 1 次，每次 3 分钟。

23. 疏肝调情志，才有好心情

中医认为，情志活动指人的情感、情绪变化，是精神活动的一部分。情志活动分属五脏，但由心所主。心主神志的机能与心主血脉密切相关，血的正常运行又要依赖于气机的调畅。因为肝主疏泄，调畅气机，所以肝具有调畅情志的机能。

想要保持好心情，可尝试两种方法。一是多看绿色的东西。肝属木，在五行上属于绿色，绿色不仅可以缓解眼疲劳，而且绿色的东西往往充满生机，使人心情舒畅。二是饮用玫瑰花茶。中医认为玫瑰花的药性非常温和，能够温养人的心肝血脉，抒发体内郁气，具有镇静、安抚情绪、抗抑郁的功效。

24. 做做心算，能解焦虑

美国科学家发现，心算练习能调动一个特定的大脑区域活动，从而改善情绪。研究者选取了 168 名大学本科生作为研究对象，在他们做心算练习时，用功能性核磁共振成像技术对其大脑活动进行分析。除了扫描大脑，参与者还接受了问卷调查和访谈，涉及心理健康状况、情绪应对策略等相关问题。研究发现，参与者在做心算练习时，他们大脑的"背外侧前额叶皮层"更为活跃（这个脑区的活动被认为与减少抑郁、焦虑情绪有关），他们在面临情绪困境时调整负面想法的能力也更强，患精神疾病的可能性也较低。解决复杂数字问题的能力有助于人们学会采用不同方式应对情绪问题。调节不良情绪的能力也反映出大脑进行数学计算的能力。

25. 奇特的"足球精神疗法"

在全世界众多的国家里，足球是人们普遍喜爱的一项体育活动。足球健将常被当作偶像来崇拜，外国的一些医生便因势利导，创造出一种独特的"足球精神疗法"。

据专家跟踪监测，一位球迷在买到 1 张精彩的足球比赛门票后，其神经中枢就开始进入兴奋状态；当进入球场后，他的体温就开始逐渐升高 0.5 ～ 1.0 ℃；当球场上出现紧张激烈的场面时，他的脉搏就明显加快，每分钟可增加 20 ～ 30 次；而当他所喜爱或崇拜的球星盘球过人或射门得分时，他的大脑皮层便处于最兴奋的状态，此时血压也明显升高 10 ～ 18 mmHg。在整个观看比赛过程中，他的呼吸次数、通气量、血糖含量及某些腺体的分泌量都有不同程度的升高，这种兴奋状态即使在球赛结束后也会持续一段时间。于是，医生对那些精神萎靡症患者采用了这种全新的不使用任何药物的疗法。他们有意识地带领患者观看一场精彩的足球赛，患者受精彩赛事的刺激后病情开始有了好转，医生就会"加大剂量"，带他们去看水平更高、竞争更激烈的球赛。患者在接受这种特殊的治疗后，精神状态一般都能很快好转，健康也在不知不觉中得到了恢复。

对于某些意志严重消沉的患者，医生的处方就更高明了。医生重金请来患者崇拜的足球明星，让足球明星与患者进行交流，并通过握手、拥抱、亲吻等直接刺激手段来提高患者的大脑兴奋程度，以达到使患者精神从消沉向亢奋转化的目的，疗效十分显著。

值得注意的是，"足球精神疗法"对患者具有强烈的刺激作用，因此它和其他药物疗法一样，也有它的禁忌证，即严重高血压、心脏病的患者不宜采用这种疗法。

26. 强迫症的自我疗法

①制想法。制想法是采取震惊术打断强迫观念、强迫情绪和强迫意向的自控方式。比如，设定一个闹钟，每3分钟响1次，闹钟响时大声说"停"以驱除强迫观念。多次实施后，便可以依次改用正常声音、微弱声音直至仅在内心说"停"来驱除强迫症状。

②系统脱敏法。先学会放松，然后由易到难列出强迫行为的次数和激怒情境，再对每种情境下的强迫行为逐渐进行放松脱敏。就强迫洗手而言，应先让患者逐渐减少洗手时间，再逐渐增加脏污物的刺激量，依次执行。

③倾诉法。面对生活中产生的各种不良情绪，要及时采取适当的方法加以宣泄和调节，否则会给身心带来巨大损伤。有不愉快的事情及委屈时，千万不要闷在心里，要向朋友或亲人倾诉。

27. 治疗强迫症要顺其自然

强迫症是一种治疗难度较大的心理障碍疾病，与个体的性格密切相关。如何面对强迫症中的强迫思维，心理治疗有"顺其自然"和"任其自然"两种理解，哪一种才是正确的呢？

"顺"即顺从、顺应、顺理，"自然"即事物本身的客观规律。顺其自然就是遵循事物本身的客观规律。任其自然与任其自流同义，即听任人或事物自由发展，不加干涉。由此可以看出，顺其自然有顺应、主动之意；而任其自然则被动、不应对，有姑息、迁就、纵容之意。顺其自然是掌握事物的发展规律，既不违反自然规律，又具有主观能动性，顺势而为；而任其自然，则是不管事物的发展规律，不用发挥人的主观能动性，是被动的。可见，在心理治疗中，顺其自然才是正确的做法。

目前，强迫症治疗中比较适用的几种疗法，都提出了以顺其自然为核心的主要理念，如森田疗法中的"顺其自然，为所当为"；心理疏导疗法中的"视而不见，少想多做"；道家认知疗法中的"清静无为，顺其自然"。这些治疗方法的核心理念就是不要勉强去干那些有悖于自然规律的事情，不要强迫蛮干、不要急于求成。要了解和掌握事物发展的客观规律，因势利导、循序渐进，才能事半功倍、游刃有余。否则的话，就是拔苗助长，费力不讨好。

28. 抑郁会使身心"大堵车"

就像交通拥堵常会引发事故一样，人的抑郁心理也好比一场交通事故，给心灵添堵的同时，还会造成身体的严重损伤，危害健康。光想不做，问题永远解决不了。

（1）抑郁就像心理"大堵车"

过多的想法，过多的思考，过多的欲求，过多的忧虑，无时无刻不在权衡利弊，各种利益关系错综复杂……所有这些，让大脑神经如同一条条被堵住的道路，不堪重负。在一个路口被堵，又在另一个路口开始纠结，进而更多岔道被堵，大脑越来越想不通，最终就会变得抑郁。也正因如此，我国抑郁症的患病率会有城市高于农村的情况。

近些年，受抑郁症困扰，甚至因此自杀的人越来越多。华西医院心理咨询中心提供的报告显示，公务员、警察、教师、医生、企事业管理人员等都是抑郁症的高危人群，这些人的共同特点就是想得多、要得多，总希望现实生活更接近理想中的状态。一旦想要的得不到，又承受不住心理压力，就必然会出现各种心身问题。

从生理上说，抑郁会导致"快乐递质"5–羟色胺越来越少，就像车子漏油后没了动力，人会变得越来越不快乐。此外，抑郁还会带来疲劳乏力、浑身燥热、多汗、体重改变等身体损害。瑞士和德国科学家的研究显示，有抑郁症状者，患躯体疾病的风险更高。约有三分之一的受试者至少患有一种躯体疾病，其中以关节退行性病变和炎症性关节病为多。

美国哈佛大学公共卫生学院和加州大学旧金山分校医学院研究人员的研究发现，对于50岁以上的人，抑郁还可能加大中风的风险。研究人员分析认为，持续的抑郁症状会通过各种生理变化（如长期血管损伤累积，引发血压升高和房颤、感染等血管问题）加大中风风险，而抑郁症负面效应对健康行为的间接影响，如吸烟和缺乏体力活动等，也成为心脑损伤的重要原因。

（2）行动是抑郁的天敌

医学家孙思邈曾说过："心诚意正思虑除，顺理修身去烦恼。"如果一个人总在某个问题上绕不过去，如总是纠结与同事的关系，总是绞尽脑汁要升职，总是害怕自己生病，总是担心亲人出意外等，说明可能是大脑堵车了。此时一定要采取措施解决问题，不要让问题像滚雪球一样越滚越大。

①拓宽视角。用更宽的视角去看待事情，你会发现路其实很宽。当你不断纠结于某件事时，问问自己：这件事在7天后还重要吗？7个月后还重要吗？7年后还重要吗？这几个简单的问题能拓宽视角，让我们着眼于当下，把时间和精力集中在真正重要的事情上。唐朝布袋和尚有诗云："手把青秧插满田，低头便见水中天。心地清净方为道，退步原来是向前。"着眼当下，低头踏踏实实做好眼下事，才能镇住浮躁。

②走出拥堵。正念是摆脱过度思虑的武器。西方心理学研究发现，思

虑太多，脑子里 1 分钟恨不得要转 1000 个念头，就会导致人无法知道自己真正想要什么。抗拒现实是无益的，接受现实、顺其自然才能维持幸福感。正念冥想有一个练习口诀："该来的挡不了，该发生的改不了，该去的留不住。"这句话有时能帮你走出思维拥堵。不妨找个舒服的姿势坐下，深吸一口气，随着呼吸频率不断默念这句话。

③避免路怒。寡言语以养气，寡思虑以养神，寡嗜欲以养精。道家的太极其实也是防治抑郁的好理念：放弃对抗，对方的力气从哪来，就让它顺着往哪走，让对方每一拳都打在棉花上，根本奈何不了你。此所谓"夫唯不争，故天下莫能与之争"。

④及时修车。光想不做，事情永远解决不了。路堵了就要拓宽，车故障了就要修车，行动是最好的办法，更是抑郁的天敌。如想做的事就马上做，不要总是犹犹豫豫，瞻前顾后。给每件事设置一个最后期限，小步向前，一次只做一件小事，就不会觉得不堪重负了。此外，运动也有助于摆脱复杂的思绪。运动时，人体大部分气血都被调配到四肢，大脑就会想得少一些。就像一个人觉得身体很累时，便不会有精力瞎想了。

29. 怎样对付抑郁症

天气变凉时，不少人会出现浑身乏力、情绪低落、反应迟钝、生活懒散、脾气急躁等症状。这可能是因为天气变化而产生的一种抑郁症效应，又称季节性情绪失调症。心理、精神问题总是让人不知所措，要想改善这些问题，先要迈过这几道坎。

（1）正视精神疾病

精神疾病并不罕见，每个人一生当中都有可能出现精神和心理方面的问题，关键是要具备心理健康常识，意识到自己可能出现了心理问题，而不仅仅是普通的心情不好。截至 2020 年，我国大众对精神疾病的认识还比较少，在现有的抑郁症患者中，只有极少数的患者接受了相关药物治疗，全国地市级以上的医院对抑郁症的识别率不到 20%，疾病的知晓率低、就诊率低，已成为影响解决大众心理健康问题的关键所在。适当了解心理、精神疾病，尤其是抑郁障碍，有助于早识别、早干预。

（2）主动寻求专业帮助

抑郁症患者的自杀率较一般人群高，有 10% ～ 15% 的患者最后死于自杀。在发达国家，如瑞士，抑郁症治疗率近 40%，而我国仅有 4.3% 的患者接受治疗。即使在北京、上海这样高度发达的城市，抑郁症的治疗率也只有 5.1%。与之形成反差的是，压力大的职场人常把"我抑郁了"放在嘴边。一份网络调查显示，只有 7.54% 的网友表示在出现抑郁情况时会及时就医，33.29% 的网友表示"想去看，但还是要等等"，大部分网友则认为可以自愈。

生活中，我们难免会碰上难题，如遭遇自然灾害、遭遇车祸、亲人病故、婚姻问题等，心情极度低落时，很多人会感觉自己抑郁了。专家提醒，不要把面对灾难时的悲痛、短时间的心情低落与抑郁画等号，抑郁情绪是否构成疾病不能自己随意判断，更不要自己寻找灵丹妙药偷偷治疗，应积极进行专业咨询和检查。在疾病早期给予恰当治疗，至少有 50% 的抑郁症患者不会再复发。

（3）丢掉病耻感

抑郁症是非常需要被了解的疾病，因为其复发率非常高，25% ～ 40% 的患者在发病后 2 年内复发，60% 的患者在 5 年内复发。复发的原因和患者不能坚持治疗有很大关系。

由于历史文化和对疾病缺乏本质认识的原因，公众对精神疾病患者往往往持排斥态度。患者害怕周围的人知道病情后歧视自己，有些患者偷偷摸摸地吃药甚至擅自中断治疗，而周围人则怕患者危害自己。实际上，精神障碍，包括失眠、抑郁和焦虑障碍等，像高血压等身体疾病一样普遍，这类疾病的病因有 60%～70% 来自大脑神经递质的功能失调，30% 才是来自外界（主要是心理压力）的影响。

病耻感是精神疾病患者所表现的一种负面情绪体验，目前得到有效治疗的患者很少，家人朋友的不理解是其阻力之一。这里有一个真实的例子。一名有极高音乐天赋的大学生和抑郁症抗争多年，终于痊愈，学校请他做专题分享。有同学向他提问，经历过这些之后，你有什么好的经验可以分享么？他不假思索地说："第一，我已经好了，你们就别动不动把我的忧伤、我的不开心和抑郁症联系起来，这完全是两回事。第二，如果你有亲朋好友抑郁了，别只顾着失望和惋惜，赶快陪他去看医生。"

30. 抑郁症情志调理四法

情志因素贯穿抑郁症始终，因此疏肝解郁、调达气机、移情易性是本病康复治疗的原则和关键。我们可以采取以下方法来实现抑郁症患者的情志养生康复。

①情志相胜法。根据中医五行相克的原理，利用五情之间相互克制的关系，来达到改善情绪状态的目的。通常悲伤可以消除愤怒，思虑可以消除恐惧，高兴可以消除忧愁，愤怒可以消除思虑，恐惧可以消除过喜。

②劝说开导法。通过安慰、鼓励等方式，对患者动之以情，晓之以理，以此来影响和改变患者的不良认知，从而达到改善患者的心理情绪和躯体症状的目的。

③移情易性法。通过分散、转移、削弱患者的注意力来消除患者内心

的杂念，转移患者的注意力。

④暗示法。这是一种最古老、最简单、最典型的条件反射疗法，诱导患者自觉或不自觉地接受医生的干预，使患者产生某种信念，驱使其改变心理和行为方式，从而达到心理康复的目的。

31. 帮助抑郁症患者康复

经常有抑郁症患者的家属焦急地询问医生，自己该怎样做才有利于患者的康复。虽然在对待抑郁症的具体方法上，要因患者的性格特点与病情轻重而异，但是有一个原则就是需要双重对待。所谓双重对待，就是在患者情绪正常与不正常时要区别对待。

抑郁症以情绪低落为主要表现，虽以消极情绪为主，但程度仍然会上下波动。上就是向好的方向波动，甚至与正常时无异；下就是掉入了抑郁的黑洞，成为病态。尤其是没有构成抑郁症，只是处于抑郁状态的人，多数时候情绪都会处于正常状态。

当患者情绪状态正常时，要把他们当正常人看待，该干什么就让他们干什么，切不可把他们当成患者小心翼翼地刻意照顾他们，使之成为群体中的例外。在他们情绪正常时，若把他们当成例外，虽然表面上是关心，但是他们感受到的可能是孤立、被抛弃与歧视，因此他们的心里产生的可能就是伤害感，他们会越发感到自卑、孤独、无趣与无奈。只有当他们情绪低落处于病态时，才需要对他们给予关心与照顾。这时他们最需要的并且你最能做的，就是多给予他们理解与支持，认真地听他们倾诉，并站在他们的角度，理解他们的言行与痛苦。你是否真正理解与接纳他们，他们会从你的眼神、表情与肢体语言中感受出来。他们也不需要刻意的鼓励与安慰，说一些"坚强点""想开点"之类的话。真诚地理解与接纳，拉近彼此间的心理距离，让他们愿意倾诉，倒出心理垃圾才是对他们最好最有用的帮助。

32. 学习百岁寿星的心理健康秘籍

百岁寿星应该算是一个不大不小的生命奇迹，寿星们的行为举止、心理特点、饮食习惯等分外引人关注。尤其是百岁寿星的行为举止、心理特点，似乎也蕴含着长寿的真经。

（1）心胸开阔，心态平和

百岁寿星都有不同的个人际遇，和大多数人一样，很少会有人一帆风顺。中国老年学和老年医学学会在总结全国十大寿星长寿的共性规律后指出，在诸要素中，"心态平和、凡事顺其自然"是第一要素。这也说明高龄老人心理素质好，心胸开阔，善于控制感情。

（2）笑口常开，性格开朗

俗话说："笑一笑，十年少；愁一愁，白了头。"开朗、乐观是一种积极向上的心境，它可以激发人的活力和潜力，让人感觉青春常在。上海市一家三甲医院的专家曾对本市 17 位最长寿的老人展开调查，结果发现这些老人的平均年龄高达 105 岁。专家评估还发现，上海最长寿的 17 位老人中，12 位老人性格外向、开朗乐观、爱说话，只有 5 位老人寡言少语。很多长寿老人说，在家里和孩子在一起很开心，有人说话不寂寞。2008 年，中国男寿星之魁首——122 岁高龄的维吾尔族老人萨迪克·萨伍提眉须飘飘，神态慈祥，他十分满足地说："一边瞧着娃娃们在院子里玩耍，一边平静地晒太阳，我的心里就乐开花，这就是好日子。"这样的心态想不长寿都难。还有位老寿星说得很透彻："其实人生在世，乐则长寿，最好的医生是自己，最好的药方是乐观。因此我的长寿秘诀是健康是福，快乐是宝；有了快乐，健康到老。"

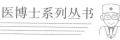

上了年岁，难免会患有病痛，甚至染上不治之症。应该怎么面对呢？曾被评为上海市"十佳百岁风采寿星"的黄文谟，90多岁患了恶性膀胱癌。这好似晴天霹雳，震得黄老一下子没了方向，但他很快调整了心态，他说："我在人生道路上已走过近一个世纪，什么风浪没有经受过？现在身患癌症，这是客观现实，逃避是无用的，只有勇敢面对。既来之，则安之，对一切病痛保持乐观态度。"一方面，他积极治疗；另一方面，他心平气和，顺其自然，怡养心神。结果，黄老最终欢乐地跨进了"百岁寿星"的长寿殿堂。

（3）童心未泯，求知进取

说起百岁高寿，很多人以为就是风烛残年、朝不保夕的模样。而实际上很多百岁寿星们却很少给人这种印象，他们大都年老心不老，依然保持着求知欲和进取心。

101岁的力学家范绪箕于2015年11月21日仙逝。范绪箕曾任上海交通大学校长，卸去校长职务后，他把全部精力都投入科研和培养研究生之中，直到100岁时仍每天坚持工作6小时以上。范绪箕在92岁和96岁高龄时还完成了两篇论文，同时指导博士研究生开展研究工作。

117岁的"沪上第一老人"李素清也是一位"寿比南山，童心依旧"的老人。她虽年岁已高，但依旧不失童真。她的女儿说，每年儿童节，老人总不忘给孩子们发红包；没事时，老人就和重孙玩小汽车和白毛绒玩具等，屋内时常传出老少欢快的笑声。

33. 怕老可影响全身健康

怕老不是一种简单的心理状态，而是影响老年人寿命的一大因素。近期，美国耶鲁大学的一项研究结果显示，和那些不担心自己衰老的人相比，惧怕衰老的人反而老得更快，也更容易患上老年性痴呆等疾病。心理因素是诱发疾病的内因之一，消极的性格、思维、情绪都会成为致病的危险因素。总是怕老，无疑会增加焦虑感，干扰脑神经，影响全身健康。

①老年性痴呆风险增加。美国耶鲁大学公共卫生学院在对74名男性和女性跟踪调查28年后发现，虽然大脑的"记忆中心"海马体会随年龄增长而萎缩，但是在试验前就存在负面衰老情绪的人，海马体萎缩程度要比没有负面衰老情绪的人大3倍，进而增加患上老年性痴呆的风险。

②免疫力下降。怕老是衰老的根源之一。英国老年性痴呆研究中心劳拉·菲普斯博士表示："人们对年龄的消极刻板印象，可能会导致压力水平变化，影响大脑健康。"当脑神经接收到外部信息时，会在大脑中形成神经回路，由此产生记忆。如果处于焦虑或抑郁状态，就会干扰大脑记忆，造成记忆力减退，进而影响和干扰其他身体循环，造成免疫力下降。

③易患抑郁症。很多老年人存在既怕老又服老的现象，即心理上在意老化，但行动上又积极向老年人靠拢。如有些老年人身体还很健康，但在理念上认为自己该享福了。于是，基本生活、吃穿住行、财务等琐事都懒得打理，也不动脑筋，不爱外出，不喜劳动，长期依赖家人照料。长此以往，机体功能减退，缺乏新事物的刺激，容易患上认知障碍、抑郁症，脾气变得暴躁，没耐心。

人们总是想尽办法抵抗衰老，但专家指出，与其害怕，不如接受，老了并不意味着无用，更不是社会的累赘。专家建议，保持积极的心态需要重点把握三个方面。第一，活到老，学到老。心理学提倡"毕生学习观"，即无论多大年龄，都应该不断地学习，接受新事物的刺激，避免观念被淘汰。有研究证明，积极的思维和思考能够平均增加7.5年寿命。第二，正视病痛，积极治疗。接受消极的事物特别重要。面对体检报告，老年人要摆正心态，重视疾病诊断，要在"战略上重视，心态上藐视"疾病，不要因为害怕疾病而放弃治疗，否定自我。第三，人老心不老，活出精彩。不要过度叹老，学会爱自己脸上的皱纹，爱自己曾经的青春，多到户外活动，多参加集体活动，尽可能丰富社交，多锻炼，有助于对抗衰老。

34. 老年人适当"自私"有益健康

很多老年人一生辛劳，年轻时忙工作，中年时忙家庭，好不容易退休了，还要为了让儿孙过上更好的生活而操心、奉献"余热"。甚至有人调侃地说，老人活着10%为自己，90%为儿孙。

可如果只懂奉献，随着年龄的增长，老年人很容易感到孤独。一方面，他们一生操劳，希望年老后得到更多关爱，但很多时候儿女不能在身边日夜相伴，这让老年人感到失望。另一方面，如果总是把自己曾经对家庭的付出挂在嘴边，儿女们会感到负担沉重，不知道到底怎样做父母才会满意。

其实，先懂得珍惜自己，别人才会珍惜你。与其期盼家人的关心，老年人不如自己关心自己，利用相对空闲的时间，潇洒地为自己活一回，既创造快乐的老年生活，又让儿女安心。如约上几个老朋友，游山玩水，每年旅游一两次，既强身健体、又打发时间，还能给孩子们带点礼物，给他们送份惊喜。此外，还可以把年轻时没有顾及的兴趣爱好重拾起来，将注意力转向丰富自己的生活，这样不仅能收获一项技能，还能为家人带来不少快乐。

35. 怎样提高老年人的心理承受力

提高老年人的心理承受力，可对老年人保持平稳情绪、促进身心健康起积极作用。下面介绍4种能提高老年人心理承受力的具体方法。

①多与心理承受力强的人交朋友。老年朋友要与那些充满正能量的人沟通，向他们学习如何承受压力、摆脱烦恼及如何在艰难困苦中依然保持乐

观，从而提高自己的心理承受力，勇敢坚强地去面对现实中可能发生的各种问题。

②对可能发生的事情做好充分准备。如患糖尿病、高血压、心脏病的老年人，要做好应对将来可能出现更为严重后果的思想准备。又如，要做好身体比较衰弱的老伴先于自己离开人世的思想准备。

③学会做局外人。所谓"当局者迷，旁观者清"，当遇到麻烦、不顺心的事情时，不要只站在自己这个圈子里想问题，试着跳出来，把自己当局外人来思考，保持一个良好的心态，从而把事情处理好。

④把一些突发事件均列为小事去对待。生活中不如意者十之八九，诸如邻里口角之类的小问题，千万不要放在心上，坦然面对，理智处理，当作小事来看待就会很容易解决了。

36. 老年人如何摆脱丧偶带来的追忆与悲痛

80多岁的黎大伯与沈大妈是一对老夫妻，双方之间的互补性和依赖性非常强。黎大伯身体不好，内外都更多地依赖老伴。不幸的是，沈大妈患病先他而去。常年在生活中养成的对妻子的依赖性，在妻子去世之后马上转化为强烈的无助感和孤独感。悲伤之后，黎大伯感到一切都无所适从，不知如何安排自己的生活。他变得感情脆弱，常常流泪，他的心理在迅速退化。回忆过去成了黎大伯主要的生活内容与精神支柱，结果他的现实生活变得一团糟。儿女、亲友们看在眼里，都劝他面对现实，从怀旧中走出来，不要终日沉浸于悲痛的回忆之中不能自拔，否则身体很快会垮下来。其实这些道理黎大伯都知道，但他每天就是控制不住自己的情绪，虽不愿回忆过去但还是忍不住回忆。总之，黎大伯变得非常脆弱，越回忆过去，神情就越忧郁。

黎大伯这种越不愿意想却越不由自主地去想的心理，心理学上称为"白熊效应"。白熊效应又称反弹效应，源于美国哈佛大学社会心理学家丹尼尔·魏格纳对人类思维抑制影响所做的一个实验。他要求曾受到白熊惊吓或伤害的受试者不要再去回忆当时害怕或痛苦的情景，也不要再去想那只白熊。结果受试者的思维却出现强烈反弹，他们的脑海中很快浮现出一只白熊及不断追忆起当时害怕或痛苦的经历。

该实验表明，有时当我们刻意转移注意力时，思维也开始出现无意识的自主监视行为——监视自己是否还在想不应该想、不应该做的事情，使我们无法从根本上放弃对该事情的关注，特别是对经历过或记忆深刻的痛苦往事的关注。简单来说，就是当有人告诉我们不要做什么或者自己也意识到不应做什么的时候，我们的注意力就已经扎根在这些事情上。例如黎大伯明明清楚地知晓不该沉迷在对过去的回忆中，因为拾起的悲伤还会痛，可是他却控制不住自己的潜意识，还是去做、去想。这其实是白熊效应对人们负面影响引发不良效果的一种体现。

一份来自心理卫生部门的调查结果显示，现如今受白熊效应负面影响而引发不良后果的人数在不断增加，尤其是老年朋友中约有 30% 的人群正在深受其害。可以说白熊效应的负面影响已经成为现代生活的又一杀手。

从医学的角度来说，白熊效应会让一些人，尤其是中老年人在遭受打击时容易陷入回忆中，以致长久难以摆脱痛苦困扰，严重地影响身心健康，更不利于今后的生活。从心理方面来看，白熊效应是思维叛逆，具有反弹效应，这种心理效应会让人们觉得思维与我们自身好像不是一个整体。明明想睡觉，但思维却清醒着，不停地回忆往事。对这种无论是相对轻微或者严重致命的心理，人们的典型反应是努力去忘记，将它推回我们思想的"背面"，或者将其代表的主题改头换面。

有些老年人则难于做到这一点，在白熊效应的负面影响之下，表现出很消极的心态，整天沉浸在痛苦的回忆之中不能自拔，这样会促使老年意识更迅速地到来，最终影响自己的身心健康。英国学者对 4500 名 55 岁遗孀的调查结果证明，丧偶后 6 个月内，死亡 213 人，占同龄人死亡率的 40%。有人对 4455 名鳏夫进行 9 年的跟踪调查，发现其中有 5% 的人由于丧妻过度悲哀，即在半年内死去。面对丧偶的悲伤，如何从怀旧的误区中走出，应当引起老年人的关注。须知当一个人看不到未来的希望时，死亡就会迅速逼近。因此，对过去的回忆和怀恋绝对不应成为妨碍自己设计未来、勇敢生活的障碍。

战胜白熊效应最有效的方法就是顺其自然。当我们不想做什么的时候，切记不要反复提醒自己，而是用其他应该做的事情填满自己的生活空间与时间，时间长了也就自然忘记之前自己不想做的事情，这样也就克服了白熊效应的负面影响。

37. 老年人如何应对死亡恐惧带来的身心不适

李爷爷与刘爷爷从小一起长大，曾共患难，情谊深厚。最近刘爷爷生病住院了，医生还下达了病危通知，看起来非常憔悴。李爷爷时常去医院看望刘爷爷，看见老伙计行将就木，李爷爷不舍的同时感慨万千，并且自探完病后开始整夜失眠、情绪低落。为此，李爷爷的老伴和儿女非常着急。

李爷爷失眠与情绪失落主要有两个方面原因：一是对患病朋友的心痛与不舍，以及依赖关系即将脱离的复杂情感的情绪表现；二是一种潜意识中对于死亡的恐惧。人们对于死亡的恐惧仿佛与生俱来，但需要某一特定场景或事件诱发，在被诱发前，人们对死亡的恐惧在可控范围内。如人们会比较关心自己的身体健康，会关心如何预防疾病等，其实这些潜意识中都或多或少存在对死亡的恐惧。但死亡恐惧一旦被一些事件诱发后，其表现也将会变得多种多样。老年人由于年龄、体质等因素，死亡对于他们来说可能更加接近，因此恐惧也表现得更加明显。特别是老年人身边有亲近的人重病或去世时，更容易引发一些敏感的老年人对于死亡的恐惧，有些恐惧甚至影响了身体健康。

上述案例中的李爷爷对死亡的恐惧表现为情绪的变化及严重的失眠，这些都是常见的应激反应。除此之外，可能还会表现为担忧、紧张、坐立不安、无意识地来回走动等，有的甚至会表现为躯体症状，如口干、心慌、出虚汗、头晕头痛、尿频尿急等。以上症状属于恐惧症以及焦虑症表现的范畴，出现以上症状不一定就属于死亡恐惧，辨别死亡恐惧最主要是看诱发恐惧的事件。当老年人遇到突发事件时，可能出现应激反应，一般两三天内可缓解，家人除多多陪伴外无须担心。但如果应激反应超过 1 周，且影响生活，那么家人最好带其去医院找专业人员诊疗。

性格不同，人们对敏感事件的接受程度也就不同，当亲人或朋友去世时，乐观开朗的人可能会反省自己，更加珍惜生命，利用有限的时间去完成未完成的梦想，而敏感、偏抑郁的人可能就会受到影响，导致恐惧。因此专家建议，要自我判断或是让家人朋友帮助判断自己属于哪种性格，如比较敏感，最好远离与死亡有关、可能诱发死亡恐惧的事件。

当觉得自己对死亡有种莫名的恐惧，且引起身体不适时，最好做一些事情转移注意力，尽量与一些乐观、开朗的人交流，做一些自己喜欢的事情，尽量让自己忙起来。如果实在担忧，专家建议做一下全身检查，对身体有个全面、真实的认识，也能减轻恐惧。

38. 老年人的情绪治疗法

不良情绪是许多老年疾病的诱因，可通过一些简单的行为来改善老年人的不良情绪。

①微笑。法国"老年人心理研究中心"艾里克斯马雅主任发现，在老年人的世界里，笑具有3种基本作用：获得快乐、克服焦虑和加强群体关系。当幽默能够使具有心理障碍的患者露出笑容时，那就往往意味着患者的精神开始好转。

美国波士顿"老年人心理障碍治疗所"的神经学家亨利鲁滨斯坦发现，笑除了能降血压、助消化、安眠，还能驱除焦虑情绪及胸中的闷气。有一位贫病交加的孤老从自杀边缘被抢救回来后，住在医院病房里时，多亏他每天看两场卓别林电影，才使他获得了活下去的希望。专家认为，精彩、幽默的作品能协助重病患者和患有心理障碍的人保持旺盛的生命力，不向苦难低头。

②绘画。绘画对于有抑郁情绪的老年人来说是种好疗法，四五个平时沉默寡言的老年人围成一组，各自用笔任意作画，30分钟后，再进行评比。结果，老年人的抑郁情绪被驱散了，话匣子也打开了。

③旅游。旅游是解除老年人心头烦闷的有效方法之一，但最好是参加老年旅行团。这样，每出门一次，就结交了一些新朋友。旅游总要走路，而走路对老年人来说是最有益于身心健康的锻炼方式。此外，每次旅游的时间虽然不长，但回味无穷，特别是留下的照片可供老年人有一段较长时间的美好回忆。旅游常常是亲近大自然的好时机，而大自然中植被繁茂的地区则是氧气的制造厂，是负离子的发生地。科学研究证明，负离子进入人体，不仅能促进新陈代谢，使呼吸及脉搏变得均匀，血压下降，还能提高人体的免疫

力，使老年人保持较良好的精神状态。在美国、德国和法国等先进国家，已经办起了不少"森林医院"，它除了能改变精神抑郁老年人的精神状态，对高血压、心脏病、肺气肿、哮喘、神经衰弱患者的治疗也有一定的效果（见图5）。

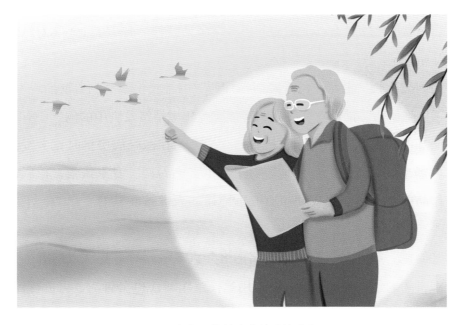

图5　老年人情绪治疗法（旅游）

39. 老年疑病症的心理疗法

老年人面对自己年龄的增长、身体的日渐衰弱，常会产生自己快要死去的心理，使自己处于恐惧当中，甚至会患上疑病症。

（1）老年疑病症的表现

①老年疑病症患者负面情绪特别多。老年人在得了疑病症后，常常对自己的"病"感到烦恼、忧郁甚至恐惧，他们往往极度夸大疾病的严重

程度，进而对自己的病症极为焦虑，别人劝得越多，他们的疑病症状反而越重。

②常对自己的身体状况"神经过敏"。老年疑病症患者对自身的变化特别敏感和警觉，哪怕是一些微不足道的细小变化，也显得特别关注，并且会不自觉地加以夸大和曲解，使之成为患有严重疾病的证据。

③多絮叨"病情"。老年疑病症患者长期认为自己得了"重病"，产生强烈的恐惧感和焦虑感，因此往往将医生当作救命稻草，对病情诉说不厌其详，甚至喋喋不休。

④医院检查无法打消疑虑。老年疑病症患者总往医院跑，反复进行各项检查，可看到检查结果显示正常时，又完全不相信，觉得医生医术不高，仪器设备不先进，甚至会怀疑医生故意隐瞒自己的"重病"。

（2）老年疑病症的自我心理疗法

①正确评价自我健康状况。老年人普遍对自我健康状况评价欠佳。由于老年人对健康状况的消极评价，对疾病过分忧虑，更感衰老而无用，这对老年人的心理健康十分不利。因此，在关于老年人心身健康的实践指导和健康教育中，应实事求是，指导老年人正确评价自身健康状况，对健康保持积极乐观的态度。

②正确认识离退休问题。老年人随着年龄增加，由原来的工作职位上退下来，这是一个自然的、正常的、不可避免的过程。只有充分理解新老交替的规律，才能对离退休的生活变动泰然处之。

③安排好家庭生活，处理好代沟问题。通常老年人与儿女之间，有时候因在思想感情和生活习惯等方面的看法和处理方法不同而产生所谓的代沟。作为儿女应尽孝道，赡养与尊重老年人；作为老年人不可固执己见，独

断专行或大摆长辈姿态，应理解儿女，以理服人。遇事多和老伴、儿女协商，切不可自寻烦恼和忧伤。

④充分认识老有所学的必要性，勤用脑可以防止脑力衰退。因此，老年人根据自身的具体条件和兴趣，学习和参加一些文化活动（有人称之为"文化保健"），如阅读、写作、绘画、练书法、听音乐、跳舞、种花、下棋等，不仅可以开阔视野，陶冶情操，丰富精神生活，减少孤独、空虚和消沉之感，还可以健脑、健身。

老年人运用好上述自我心理保健方法，可以使身心更轻松，从而拥有一个更安乐的晚年。

40. 老年人抑郁情绪的调整

人到晚年，身体机能下降，很多时候不能有效地抵御外界病原体入侵，难免会患上各种慢性疾病。但是最近几年调查研究发现，老年人除了患躯体疾病，心理疾病的患病率也在上升，最为常见的就是抑郁症。

老年抑郁症的核心症状是情绪低落，但大多数老年抑郁症患者以躯体症状为主要表现，如睡眠障碍、头痛、胃肠道不适、食欲下降、心血管疾病或假性痴呆等。

许多老年人在半年内就遇到了导致抑郁的外部因素，并出现抑郁的相关症状，却很少引起自己与家人的注意。当医学上能排除这些躯体症状是器质性病变，或上述症状难用器质性病变解释时，就要考虑患上抑郁症的可能，而且患了抑郁症也不要讳疾忌医。

老年抑郁症要早期预防、早期发现、及早治疗。关于老年抑郁症的治疗，专家认为，一般以心理治疗为主，药物治疗为辅，一定要接受心理治疗，必要时药物治疗。相信经过医生的有效治疗，再加上儿女们细心的照料、精神上的慰藉，老年人们会摆脱抑郁的阴影，以更加积极健康的心态投身到自己的晚年生活中去。

要预防和治疗老年抑郁症并不难。老年人要改变认知，及时调整心态，积极改变生活方式，要从以工作为中心转向以家庭为中心，从以紧张为中心转向以闲暇为中心，放松心情，享受生活。要服老，把事情都看淡一点，宽以待人的同时也宽以待己，并培养广泛的有益健康的兴趣爱好，让自己的生活变得丰富多彩，精神上有所寄托，相信抑郁症是能治愈的。

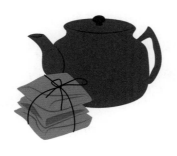

心理问题的中医药治疗

一、抑郁症

1. 古籍中重阳思想对抑郁症治疗的启示

抑郁症是当今医学界研究的重要课题之一。作为一种常见的情感障碍性疾病，抑郁症以心境低落为特征，这一临床表现可见于郁病、脏躁、百合病、梅核气等中医病证中，现代中医内科学一并将其纳入郁病的范畴。朱丹溪在《丹溪心法》中指出："气血冲和，万病不生，一有怫郁，诸病生焉。故人身诸病，多生于郁。"因此一般认为抑郁症的主要病因是七情所伤，应该以肝气郁结为论治核心，重在疏达肝气，调理气血。临床上将抑郁症分为虚证和实证两类，包括肝气郁结、郁久化火、气滞血瘀、心脾两虚、阴虚火旺等若干证型。

2. 百合地黄汤治疗耳鸣焦虑抑郁情绪障碍

百合地黄汤出自《金匮要略·百合狐惑阴阳毒病证治第三》，云："百合病者，百脉一宗，悉致其病也。意欲食复不能食，常默默，欲卧不能卧，欲行不能行，饮食或有美时，或有不用闻食臭时，如寒无寒，如热无热，口苦，小便赤，诸药不能治，得药则剧吐利，如有神灵者，身形如和，其脉微数。"百合地黄汤养心润肺、凉血清热，主治百合病心肺阴虚内热证。百合病病机复杂，以阴虚为主，多为心肺阴虚、百脉失养所致，以神志表现为主，可影响精神、饮食、睡眠等多方面的功能。

耳鸣焦虑抑郁情绪障碍与百合病的临床表现相似，有研究表明，耳鸣患者最常见的不适症状依次为睡眠障碍，倾听困难，绝望、挫折感、抑郁，恼怒、易激惹、紧张，注意力无法集中。二者病机也相似，均为情志不遂、郁而化火、心肺阴虚、心神失养所致。治疗宜清淡平补，不宜峻补滋腻。百合地黄汤中百合清心润肺补虚，生地黄清热凉血滋阴，为治疗百合病的代表方。

3. 扶阳论治抑郁症验案

患者女，28 岁。患者因工作原因出现情绪低落、记忆力减退、疲乏无力、反应慢、嗜睡，逐渐对周围事物失去兴趣，不思饮食，二便调，舌淡、苔白，脉沉细。证属阳气不足，治当温补阳气。予二仙汤加减：仙茅、淫羊藿、茯苓、白术、茵陈、党参各 15 克，巴戟天、五味子、赤芍各 10 克，生姜 3 片，大枣 3 枚。30 剂，水煎，每日 1 剂，分 3 次温服。

二诊：服上方 1 个月后，患者情绪低落、记忆力减退、疲乏无力、反应慢、嗜睡等症状较前均有明显缓解，食欲不佳，小便频数，大便黏腻，舌淡、苔黄，脉滑数。处方：茯苓、白术、赤芍各 30 克，仙茅、淫羊藿、巴戟天、茵陈、五味子、党参各 15 克，大黄 5 克，生姜 3 片，大枣 3 枚。继服 30 剂，诸症好转，半年后随访未见复发。

按语：患者因工作不顺致郁，阳气不足引起情绪低落、记忆力减退、疲乏无力、反应慢、嗜睡等表现，以二仙汤为主方扶阳解郁。方中仙茅、淫羊藿、巴戟天温补肾阳，淫羊藿为温补肾阳之要药，抑郁、肾阳虚患者皆可用之；党参与淫羊藿可温补命门之火；五味子益气宁心；茵陈、赤芍利湿，缓和仙茅、淫羊藿之辛热；茯苓、白术益气健脾；生姜、大枣调和诸药。服药 30 剂后患者上述症状均明显好转。"扶阳"是诊治抑郁症的关键，阳气盛，心肾得以相交，则精神旺盛，气机畅达。

4. 大柴胡汤治疗精神病验案

大柴胡汤出自《伤寒论》，原方药物组成及煎煮方法：柴胡半斤，芍药三两，黄芩三两，半夏半升（洗），生姜五两（切），枳实四枚（炙），大枣十二枚（擘），大黄二两；以水一斗两升，煮取六升，去滓再煎，温服一升，日三服。此方和解少阳，内泻热结，对精神疾病并发症具少阳、阳明合病，肝气郁滞，少阳枢机不利，湿热蕴阻或阳明结实证收效颇佳，兹择数案于下。

（1）隐匿性抑郁症并发少阳、阳明合病

患者女，37 岁。患者 10 余年来忧愁少寐，易烦易怒，胁肋胀痛，胸脘满闷，食欲不佳，多呃逆、嗳气。诊前 7 日患感冒未愈，又转寒热往来，就诊前 2 日心下胀满硬痛，食则呕吐。诊之，体形略胖，面红赤，口苦咽干，烦热躁急，舌质红，舌苔黄浊而干、中后灰黑燥，脉弦滑有力，大便干结。诊为隐匿性抑郁症，肝气郁滞；刻下，少阳、阳明合病。

予大柴胡汤：柴胡、黄芩、半夏、生姜各 15 克，白芍 18 克，枳实 21 克，大枣 12 枚。首煎加水 1100 毫升，煎沸至 20 分钟时，加入大黄 30 克，再煎 10 分钟停火（加入大黄煎煮时间下同），滤取药液约 450 毫升，第二、第三煎均加水 900 毫升，分别滤取药液约 400 毫升，分 3 次温服（服药时间下同）。首剂服后 7 小时许，硬结燥便下，心下胀满硬痛顿失，呕吐、烦躁大减；又服 3 剂，寒热往来、呕吐等均消。遂更疏肝解郁类方药及针灸等治其隐匿性抑郁症，共治疗 68 日获愈。

按语：此例患者感冒未愈，邪入少阳，少阳枢转乏力，致热邪内结阳明为实，而成少阳、阳明合病。《金匮要略》云："夫病痼疾，加以卒病，当先治其卒病，后乃治其痼疾也。"故先投以大柴胡汤和解少阳，内泻热结，4 剂而解。后遂更方治其隐匿性抑郁症，终获良效。

（2）疑病性神经症并发胃脘痛

患者男，32 岁。患者易怒易郁，多疑多虑，身体轻微不适即疑为重病而四下奔走求医，虽经多家医院检查无器质性病变，然终难释其疑虑。来诊前数日谓已患了食管癌，迅奔至省城某大医院就诊，经检查非癌，其谓该医院糊弄他，为此大怒大吵，归家后即觉胁肋胀痛，胸脘满闷，呃逆频作。翌晨，心下闷胀硬痛，稍啜食饮即呕吐不已，家人将其送来求医。诊之，肌肤略瘦，肤色滞暗，面红略青，目眵黄黏，口唇干燥，龈垢焦黄，手捂心下，呻吟不已，舌红、苔黄浊厚而干，脉沉滑有力，大便秘结。诊为疑病性神经症，痰气郁结，掩抑神机；刻下，肝气阻逆，阳明热结。

予大柴胡汤：柴胡、黄芩、半夏、生姜各15克，白芍、枳实各21克，大枣12枚，大黄30克（后下）。首煎加水1200毫升，滤取药液约500毫升，第二、第三煎均加水1000毫升，分别滤取药液约450毫升。首煎服后，硬结之大便下，心下硬痛、呕吐大减；又服4剂，心下痛、呕吐及胁肋痛均消。后以疏肝解郁、化痰类方药及针灸等治其疑病性神经症，共治疗97日获愈。

按语： 此例患者由痰气郁结，掩抑神机致疑病性神经症，无端怀疑医院"糊弄"他而大怒大吵，致肝气阻逆甚、少阳枢机不利，甚而失其枢转之能，痰浊化热、化燥，结实于阳明，成心下闷胀硬痛、呕吐等症，故投以疏肝解郁、内泻热结之大柴胡汤5剂，患者所苦之诸急症得释。

（3）更年期抑郁症并发胃脘痛

患者女，56岁。患者心下硬痛胀满，且不断呕吐，虽如此痛苦，然却牵挂家里事，反复问其儿："家里门锁好没有？""牛拴好没有？"等，其儿告之没事，其不信而惊呼大叫："要出大祸了！"据询，患者8年前绝经前后，即出现头晕耳鸣、烦躁易怒、潮热盗汗等症，4年前其夫去世后，渐起抑郁愁虑、多疑胆怯、惶恐焦急等症，自责自己做了错事，常担心儿女做事不周出大祸，昼夜里外巡查，吵嚷惊叫，闹得全家不安。现又出现心下痛、呕吐。诊之，肌肤略瘦，面红略青，双颧红赤尤重，胁肋胀满不适，烦躁，口苦咽干，舌质红，舌苔灰黄浊腻、略干、中后黑燥，脉左三部沉细数，右关沉滑数，大便干结。诊为更年期抑郁症，肝肾阴虚，气机郁滞，痰热内蒸；刻下，少阳枢机不利，痰热内结为实。

予大柴胡汤：柴胡、半夏、生姜各 15 克，白芍 24 克，枳实 18 克，大枣 12 枚，大黄 20 克（后下）。首煎加水 1100 毫升，滤取药液约 500 毫升，第二、第三煎约加水 1000 毫升，滤取药液约 400 毫升。服完首煎，干结之大便得下，心下硬痛胀满、呕吐大减；继服 1 剂，诸急症等均消，遂更益阴疏郁、清泄痰热之方药、针灸等治其更年期抑郁症，共治疗 87 日获愈。

按语： 此例患者为肾阴虚损及肝，肝阴虚失其条达之能，气机屈抑为郁；气郁不畅，液聚为痰，痰受阴虚内热熏蒸，化热熅蒸于上，故见抑郁多虑、激惹不安等症。后气机郁逆甚，少阳枢机不利甚，痰热内结阳明为实，遂见心下硬满胀痛、呕吐等症，故先投以疏肝解郁、和解少阳、内泻热结之大柴胡汤 2 剂而诸急症缓解，后更方治其主病，盖"急则治标，缓则治本"者也。

（4）精神分裂症突发上腹剧痛

患者男，22 岁。患偏执型精神分裂症 6 年，具多种妄想幻觉，以被迫害妄想幻觉突出，坚信家人欲害他，甚为愤恨与惶恐，不敢吃家人给予之食物，故于来诊途中突至一餐馆大吃大喝，约 2 小时后上腹部突发剧烈疼痛、呕吐，送当地医院诊为急性胰腺炎。患者认为该医院伙同家人害他，故强烈反抗治疗，家人将其送来求诊。诊之，患者呈屈曲侧卧状，上腹剧痛、腹胀、呕吐，体温 38.5 ℃，烦躁，胁肋亦胀痛，面红赤，舌红、苔黄浊厚腻，脉弦滑有力，至接诊，发病已 5 小时许。诊为精神分裂症并发急性胰腺炎（水肿型）；刻下，肝气郁滞，少阳枢机不利，湿热浊秽内阻。

予大柴胡汤加减：郁金、大黄（后下）各 30 克，金银花 24 克，白芍、枳实、黄芩、厚朴各 18 克，柴胡、半夏、木香、龙胆草、蒲公英、延胡索、山栀子各 15 克，陈皮、川楝子、生姜各 12 克，甘草 10 克。首煎加水 1200 毫升，滤取药液约 500 毫升，第二、第三煎均加水 1000 毫升，滤取药液约 400 毫升。服罢首煎，大便下数次呈稀溏状，上腹剧痛、呕吐均大减；又服 4 剂，上腹痛、呕吐及发热等均消。就其精神分裂症进一步诊查，属痰瘀酿毒，毒邪侵心害神，予涤痰化瘀解毒类方药、针灸治之，共治疗 184 日获愈。

按语： 此例患者有被迫害妄想、幻觉突出，坚信家人欲害他，甚为愤恨，致肝气郁滞甚，少阳枢转乏力，在暴饮暴食情况下，湿邪浊秽聚焦阳明，化热阻实而腑气不通，遂成突发性上腹剧痛、呕吐等症，故投以疏肝理气、清泄湿热、通腑下浊之大柴胡汤加减 5 剂而愈。

5. 李赛美教授治疗神志病验案

患者女，23 岁。患者情绪低落半年，诊见口干喜冷饮，口淡，食寒凉食物后加重，欲呕，纳欠佳，多梦、睡眠欠沉，小便调，大便日行 1～2 次，质稀烂而较黏，上半身多汗，白带多、色淡黄质黏，近 1 个月体重增加 2 千克；最近一次月经量少色黯，无血块，舌淡黯，舌苔白腻、中微黄，脉重按无力。诊为郁病，证属肾阳不足，少阳不升，寒湿内蕴。

予附子理中汤、四逆散及当归芍药散合用：茯苓 50 克，党参、泽泻、煅龙骨（先煎）、煅牡蛎（先煎）各 30 克，白术、淫羊藿、当归、川芎各 15 克，柴胡、赤芍、枳壳、干姜、制附子（先煎）各 10 克，炙甘草 6 克。

7剂。

二诊：二诊前最近一次月经量较前增多，有血块，无痛经，无乳房胀痛，经前情绪低落较前明显改善，白带正常，口淡稍减，大便仍烂，舌淡黯、苔白略腻，脉细弦。再以初诊方加减调治2个多月，诸症悉减。

按语：患者少阳之气不能升发，故情绪低落；脾阳亏虚，不能运化水湿则大便烂、白带多。少阳之气不能升发及脾阳亏虚的根本原因在于肾阳不足，患者病至于此已是水寒木郁土湿，当少阳、太阴、少阴同治，药后阴阳得以燮理，故收到明显疗效。

6. 李志道教授"调心疏肝方"治疗神志病验案

患者女，34岁。因精神抑郁3个多月就诊，家人诉其产后心理压力大，有多疑易惊、精神恍惚、喜怒无常、焦虑、失眠、时欲太息、乳房胀痛、乏力、食欲差等症，服用抗抑郁药（具体药物不详）后症状可稍有缓解。诊见语声低微，默默不欲言，舌淡、苔薄白，脉虚弦。诊为郁病。

针灸治疗。内关透间使、郄门，丘墟透照海，胆经四透（颔厌透悬颅、悬厘，曲鬓透率谷，率谷透天冲，天冲透浮白、头窍阴）、补三气（膻中、中脘、气海）、第3至第9胸椎夹脊穴。主穴操作方法：膻中向下平刺25毫米，中脘、气海呈80°角向下斜刺25毫米，得气后采取按压行气法，即得气后将衣服或其他覆盖物盖于患者身上，覆盖物接触针柄上端，使得针感向下，因"六腑以通为用，以降为顺"，故使针感向下传导，其余腧穴采用常规针刺法，留针30分钟，隔日1次。治疗3周后患者精神症状明显好转，嘱其保持良好心态，趋利避害，避免再次受到精神刺激，继续针刺1年后症状基本消失。

按语：肝失疏泄，脾失健运，脏腑阴阳失调，而使心神失养或被扰，气机失畅乃成郁病。本证系产后气血亏虚，复加情志刺激，肝郁抑脾，生化无源而形成脾虚肝郁之证，治宜疏肝理气、养血健脾，选用调心疏肝方调心神、疏肝郁。考虑此患者体质虚弱，气血生化无源，故配合"补三气"法，既可补气养心、宽胸理气，又可补中益气，健脾和胃，使营血生化有源，且可培补元气，益气补肾。夹脊穴禀足太阳与督脉之气，具有良好的调节脏腑、疏通经络之功，可有效治疗肝郁脾虚型抑郁症。第3至第9胸椎夹脊穴为心肺、肝胆投影区，针之可调节心肺、肝胆功能。诸穴合用则心血得养，肝郁得舒，郁病自除。

7. 杨震教授应用柴胡加龙骨牡蛎汤治疗郁病验案

（1）案例一

患者女，14岁，学生。心情抑郁，易激动伴右手抖动1年余。由于当时患者在重点班学习成绩优秀，家长要求严格，出现精神紧张及右手抖动，写字时明显，无法正常书写，伴易激动，抑郁，在某医学院求治，考虑抑郁症，给予抗抑郁治疗后抑郁情绪有所好转，但仍书写困难。针灸治疗2个月后右手抖动有所好转，1个月前上学后又再次出现右手抖动明显。目前情绪差，易激动，经常与家长发生争吵，甚至独处房中，记忆力差，乏力明显，出汗多，胸闷，嗜睡，不易睡醒，易于感冒，体质差，平素怕冷。诊见舌淡暗，舌边有齿痕，舌尖红，舌面有裂纹，脉沉细弦、右脉弱。辅助检查：血糖、血脂、甲状腺功能等均完全正常。抑郁量表测评：中度抑郁。诊为郁病，证属相火上炎、心脾失养，治以和解少阳、通阳泄热、镇惊安神。

予柴胡加龙骨牡蛎汤加减（去铅丹、大黄、桂枝）：麦冬、生龙骨（先煎）、生牡蛎（先煎）、百合、郁李仁各20克，法半夏、柴胡各12克，茜草、党参、茯苓各15克，炒黄芩、白芍各9克，枳实、甘草各6克。服7剂后复诊，情绪较前明显好转，右手抖动较前好转，可写字，纳尚可，仍嗜睡，大便稍干，小便正常，舌淡暗，舌边有齿痕，舌尖红，舌面有裂纹，脉沉细弦、右脉弱。初诊方继服14剂后症状明显好转，偶有嗜睡，右手无明显抖动，予口服中药三才汤加解郁合欢汤，同时给予心理疏导，继服14剂痊愈。随诊1年未发作，学习好。

按语： 本例患者处于青春期，由于母亲要求较高，班上同学竞争比较激烈，孩子逆反心理明显，长期处于抑郁焦虑、痛苦精神状态，曾长期按抑郁症治疗无效，心情焦虑紧张加重，自口服中药以来临床症状逐渐减轻，越来越好，学习成绩恢复如前。本病为相火上炎，脾气虚弱，心气被扰，心神失养，阳气被郁，则出现上述诸症。首先采用柴胡加龙骨牡蛎汤能和解少阳，通阳泄热，镇惊安神，制止离位之相火上冲。继以三才汤加解郁合欢汤益气养阴、滋水涵木以复肝主疏泄之本能。在药物治疗同时，与患者进行语言沟通，进行心理疏导，以辅佐治疗。

（2）案例二

患者女，31岁，某公司高级职员。自诉情绪抑郁伴间断恶心3年，3年前因工作不顺利出现恶心，呕吐后症状有所缓解，曾做胃镜检查，结果提示慢性浅表性胃炎，口服西药及中药治疗，无明显好转，症状时有发作。诊见情绪不佳，易悲伤，时有恶心，浑身困重，不喜活动，夜间睡眠差，噩梦多，说胡话，食纳欠佳，二便尚调，月经量少，痛经，经期稍推后，平素工作压力大。查体无明显阳性体征，舌淡胖、苔薄白、脉弦细涩。胃镜检查提示慢性浅表性胃炎。诊为郁病，证属相火上炎、心脾失养，治以和解少阳、通阳泄热、重镇安神。

予柴胡加龙骨牡蛎汤（去铅丹）加减：柴胡12克，黄芩、茯苓、远志、石菖蒲、龟甲（先煎）各 10 克，龙骨（先煎）、牡蛎（先煎）、党参各 15 克，桂枝、生姜、法半夏、大黄各 6 克，大枣 3 枚。服 21 剂后复诊，情绪低落较前明显好转，恶心消失，睡眠较前稍好，夜间梦多明显减少，大便稍干，小便可，舌淡红、苔薄白，脉弦细。予丹栀逍遥散加夜交藤 15 克、酸枣仁 20 克、郁李仁 30 克，继续服 14 剂后治愈。

按语： 本患者主要表现为情绪抑郁，悲伤欲哭，恶心，浑身困重。中医认为，本病为少阳不和，气火交郁，心神被扰，神不潜藏所致。采用柴胡加龙骨牡蛎汤能和解少阳、重镇安神。后用丹栀逍遥散疏肝健脾、解郁清热。

8. 运用中医理论浅析"双心病"治疗验案

患者女，35 岁。胸闷胸痛 1 个多月。诊见情绪激动，容易焦虑、健忘，全身乏力，时有汗出，口干口苦，不思饮食，失眠，入睡困难，易醒，大便每日 1 次、质稠，小便正常，舌淡红、苔白腻，脉弦细。既往体健，无其他慢性疾病。心电图、心脏彩超、冠脉 CTA 检查均未见异常。SDS 抑郁自评量表 64 分，中度抑郁；SAS 焦虑自评量表 53 分，轻度焦虑。诊为郁病，证属肝郁脾虚，治以疏肝解郁，健脾和胃。

处方：党参、茯苓、茯神各 12 克，白术、陈皮、醋香附、清半夏、远志各 10 克，薏苡仁 30 克，柴胡、白芍、山药、柏子仁、酸枣仁、炒谷芽、炒麦芽、神曲各 15 克，黄芪、合欢皮各 20 克，浮小麦 40 克，炙甘草 3 克。14 剂，水煎，每日 1 剂，早晚分服。并对患者进行心理疏导，使患者了解自己的病情，以便寻找缓解情绪方法，积极配合治疗。

二诊，患者情绪稍缓解，无明显乏力，失眠症状好转，余症状同前。处方：初诊方去黄芪，合欢皮改为 30 克。14 剂，水煎，每日 1 剂，早晚分服。

三诊，患者服药后上述症状明显改善，现偶有汗出，饮食较前好转，

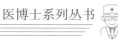

夜间可以入睡。SDS 抑郁自评量表 57 分，轻度抑郁；SAS 焦虑自评量表 49 分，正常。处方：二诊方浮小麦改为 20 克。14 剂，水煎，每日 1 剂，早晚分服。嘱患者复诊直至症状完全好转，再巩固治疗 1 个月。后患者未再复发，可正常生活。

按语： 患者初诊治疗遣方以参苓白术散为底方加减，治以疏肝解郁、健脾和胃为主，辅以安神。方中党参甘温益气健脾养胃，予以健脾燥湿之白术、薏苡仁，加强益气化运之功，佐以甘淡茯苓，健脾渗湿，苓术相配，则健脾祛湿之功益著。白芍、酸枣仁益肝血以柔肝体，山药补脾益气，黄芪补气固表，配合浮小麦止汗；半夏、陈皮燥湿健脾。谷芽、麦芽、神曲消食和中，健脾开胃。合欢皮、酸枣仁、远志、茯神共起清心安神之效。香附、柴胡疏肝解郁，故诸药合用有调肝之疏泄功能，健脾和胃，故患者服药后情绪改善明显，效果显著。

9. 中药配合心理疏导治疗情志病验案

（1）手抖不寐

患者女，69 岁，中学退休教师。半年前因家庭变故出现手抖眠差，经西医诊断为抑郁症，予奥氮平口服，效果欠佳，因惧西药副作用而来诊。诊见神情黯淡，形色憔悴，手抖，口腔溃疡，入睡困难并易醒，心慌，二便可，舌淡紫、苔剥而白腻，脉缓。

予心理疏导，嘱患者放宽心胸，凡事当顺其自然，病不严重，积极治疗，预后良好，多外出走走，多和朋友聊聊，与患者谈了很多心里话，她很是高兴，愁容为之一展。整个交流时长大约 30 分钟。予中医辨治，诊为郁病，治以理气化痰、养心安神。予温胆汤加减：姜半夏、茯神、熟地黄各 15 克，枳壳、陈皮、石菖蒲各 12 克，竹茹、川芎、五味子各 10 克，甘草、制远志、肉桂（后下）各6克，生姜10片。6剂，水煎服，每日1剂。1周后复诊，诉服药后手不抖，睡眠大为改善，口腔溃疡有所减轻，能像以前一样抚琴了，甚为高兴。进一步适当言语鼓励，交流时长约15分钟；中药遵前方稍作调整，继服6剂以巩固疗效。

按语： 患者因家庭变故刺激，出现手抖寐差等症，西医诊为抑郁症，中医诊为郁病，证属痰气阻滞、心胆气虚、神志不定。情志不遂，气机不畅，痰气郁滞，留于四肢，故手抖；肝失疏泄，胆腑不宁，故寐差易醒心慌。予《千金要方》温胆汤理气化痰、温胆宁神，酌加远志、肉桂、五味子等药以养心敛神，再配以耐心的心理疏导，二者结合，故获佳效。

（2）郁病

患者男，33岁，大学毕业新入职场，与其邻居阿姨同入诊室。因学业、工作、家庭等接二连三的打击而郁郁厌世4年，体重增加20千克。其母体弱，邻居阿姨不忍优秀青年埋没而鼓励其就诊。诊见形体白胖，表情淡漠，对诸多以前喜好的事情无兴趣，气短乏力易喘，纳尚可，眠欠佳，二便尚可，舌淡暗、苔白滑，脉沉。抑郁量表测评为中度抑郁症。

予心理疏导，针对性心理交流1小时，由浅入深，鼓励积极治疗，预后较佳。嘱患者多外出晒太阳，适量运动，并予心理安慰励志小纸条1张。予中医辨治，温胆汤合八味通阳汤加减：枳壳、竹茹、陈皮、姜半夏、厚朴、茯苓、猪苓、泽泻、白术各15克，紫苏叶、桂枝各10克，肉桂（后下）、甘草各5克。7剂，水煎，每日1剂，分3次温服。1周后复诊，气力有增，气喘减，睡眠好转，情绪转佳。继用前方案治疗，经治1个多月后，诸症均减，体重减轻，身体渐复。

按语： 此例患者因社会生活打击而致情志抑郁，心结颇重，当先调心，再予服药。《素问·移精变气论》载："闭户塞牖，系之病者，数问其情，以从其意。"八味通阳汤是当代著名经方临床家黄煌教授经验方，由五苓散合半夏厚朴汤化裁而来，有通阳化气、祛湿化浊之功，亦可用于阳虚湿重之肥胖症，与温胆汤配合用于此症，真乃方证合拍。

（3）产后郁病

患者女，29岁。产后半年，表情淡漠，面白无华。因妊娠产后育儿劳累，渐致情志抑郁，不喜与人交流，脑鸣时现，寐稍差，易醒，时有心慌心悸，二便尚可，舌淡暗、苔白稍腻，脉细滑。

予心理疏导，鼓励与家人朋友多交流，要有勇气走出困局，疏导时长约15分钟，并嘱其夫配合治疗。予中医辨治，诊为郁病，治以疏肝理气、养血和血，予小柴胡汤合当归芍药散加减：炒酸枣仁20克，党参、当归、白芍、茯苓各15克，柴胡、黄芩、姜半夏、川芎、白术、泽泻、桂枝各10克，大枣5枚，甘草5克。7剂，水煎服，每日1剂。1周后复诊，诉脑鸣、寐差、心悸等症缓解，情绪较前好转，继用前方案巩固善后。

按语：该患者为产后郁病，尚不严重，故予中药口服配合适当心理疏导而取得佳效。方用小柴胡汤以疏肝理脾、畅达气机，当归芍药散以柔肝和血、理脾化湿，两方分别出自张仲景所著《伤寒论》和《金匮要略》，相合而用以增调和肝脾之功，加桂枝以平冲定悸，加炒酸枣仁以养心安神。

10. 周福生教授运用"心胃相关"理论治疗情志病验案

患者女，30岁。因与男朋友感情不和而分手，出现郁郁寡欢，逐渐发展为沉默少言，目光呆滞，喜叹息，迁延半年余。诊见表情呆滞，但对答尚切题，食欲差，喜叹息，睡眠差、不易入睡、易醒，舌淡暗、苔白腻，脉滑。患者慕名求诊，诊为郁病，乃痰气交阻、心神不宁所致，根据心胃相关理论，治以理气化痰、健脾宁心。予半夏厚朴汤加减：浮小麦、茯苓各20克，郁金15克，法半夏、厚朴、紫苏叶、百合、柴胡、木香各10克，陈皮、甘草各6克，大枣5枚。7剂，水煎，每日1剂，早晚分服。服7剂后睡眠转佳，胃纳可，叹息明显减少。继续以健脾和胃化痰、解郁安神为法，以上方加减治疗2个多月而愈。

二、失眠

1. 国医大师王庆国"调枢"治疗情志病验案

患者女，62岁。因入睡困难20年就诊。患者于20年前无明显诱因出现入睡困难，诊断为抑郁症，服抗抑郁药阿普唑仑、抗焦虑药奥氮平，近年来疗效维持不佳，病情时有反复，情绪波动后加重。诊见入睡困难，睡眠短浅，无早醒，鼻塞、鼻痒、打喷嚏且遇冷加重，头部时汗出，自觉肌肤疼痛，口干，目干，舌淡嫩、苔薄白，脉滑。西医诊为失眠，抑郁状态，过敏性鼻炎。中医诊为不寐，证属太少不和、枢折致郁，治以和解太少，调枢解郁。处方：黄芪40克，炙甘草、大枣、浮小麦、炒酸枣仁各30克，煅龙骨（先煎）、煅牡蛎（先煎）各20克，法半夏、合欢皮、白芍各15克，柴胡、黄芩、桂枝、黄柏、黑顺片（先煎20分钟）各10克，乌梅5克。14剂，水煎，每日1剂，早晚餐后分服。嘱患者清淡饮食，调畅情志，规律生活，适当运动。

二诊，患者自觉睡眠改善，鼻塞、鼻痒、流清涕减轻，说话乏力，走路尚可，手心热，舌淡、苔水滑，脉滑。初诊方黑顺片加至15克，黄芪加至50克，柴胡加至18克，加细辛2克、麦冬20克、五味子10克、人参6

克。14剂，每日1剂，早晚餐后分服。

三诊，二诊方见效，可入睡，抑郁减轻。近日新发口疮，仍有手心热，大便干。二诊方去煅龙骨，黄柏加至15克，白芍加至20克。14剂，每日1剂，早晚餐后分服。后随访患者病情稳定。

按语： 本案患者以失眠、抑郁、过敏性鼻炎求诊，失眠与抑郁症为典型情志病症，患者或因七情劳倦所伤而心身同病。结合患者畏寒、汗出异常、口目干燥、手心发热及痛在肌腠表里之间，辨为太阳营卫不和、少阳枢机不利。枢折致郁，阴阳气血失和，阳不入阴，神明被扰故失眠不寐迁延难愈。

患者长期服用抗焦虑药辅助睡眠，阳气郁遏进一步加重。枢转不利，肝胆失疏，气滞为郁，情绪低落；气郁化火，心火上灼发为口疮，耗伤阴津而手心发热；营卫不和，则汗出异常；阳气不能温煦肌表则畏寒疼痛、鼻痒打喷嚏；气机升降不利、气血生化乏源则无力、口干、目干、便干。诸症繁多，统为枢折致郁，气血、阴阳、营卫不和，虚实夹杂，寒热并见，故以古方新裁柴桂龙牡甘麦大枣汤加味通达枢机，心身同治。针对兼证加炒酸枣仁、乌梅、合欢皮安神助眠，加黄柏清阴分之热，加麻黄附子细辛汤温经助阳，加黄芪生脉饮补益气阴。诸药相合，恰合病机，故收佳效。

2. 国医大师张磊运用眠安汤治疗神志病验案

（1）案例一

患者女，52岁。因失眠、心烦易怒3年就诊。3年前不明原因开始失眠，入睡困难，需2～3小时方能入睡，心烦甚，情绪易激动，悲伤欲哭；耳鸣，胸闷，劳累及情绪不畅时明显；口黏，口苦，小便量少色黄，大便正常，舌淡红、苔薄白，脉沉有力。西医诊为更年期综合征。中医诊为脏躁，证属阴虚火旺，治以滋阴润燥、甘缓宁神、清热化痰。处方：百合、炒酸枣仁、小麦、车前草、白芍各30克，生地黄、麦冬各15克，炒枳实12克，竹叶、知母各10克，灯心草3克，黄柏、生甘草各6克，大枣（切开）4枚。7剂，水煎，每日1剂，分3次温服。每剂药煎2次，首煎服3次，二煎服2次。

二诊，服上药7剂后入睡难好转，胸闷稍减轻，口黏、小便黄均减轻。现仍心烦，记忆力下降，喜长出气，耳鸣，口苦，足心热，舌淡红、苔白腻，脉沉滞有力。处方：生地黄、炒酸枣仁、茯苓、茯神、知母、菊花（后下）、紫苏梗各10克，百合、谷精草、磁石（先煎）各30克，车前草20克，地骨皮15克，甘草6克，川芎3克。10剂，煎服法同前。

三诊，服二诊方17剂后睡眠明显改善，入睡较前容易，心烦、胸闷减轻，小便已不黄，仍口苦，头晕，耳鸣，舌淡红、苔白腻，脉沉滞。二诊方加小麦30克，续服20剂告愈。

（2）案例二

患者女，57岁。因悲伤欲哭、睡眠差3年就诊。3年来不明原因出现睡眠差，悲伤欲哭，心烦，时烘热汗出，头昏沉。已绝经2年。服抗抑郁西药有效，但停药后症状反复。现已停服西药，欲求中医治疗。诊见舌淡红、苔薄白，脉细。西医诊为更年期综合征。中医诊为脏躁，治法以滋阴润燥、甘缓宁神、清热化痰。处方：小麦、百合各30克，甘草、生地黄各15克，黄连6克，茯苓12克，大枣（切开）6枚。7剂，水煎，每日1剂，分2次温服。

二诊，服药7剂，初诊所述症状稍改善，当下症状基本同前，手指、脚趾麻木胀痛，双目干涩，小便黄，有灼热感，大便正常，舌淡、苔稍黄，脉细数有力。二诊方加生龙骨（先煎）、生牡蛎（先煎）、麦冬各30克，郁金12克，通草6克。10剂，煎服法同前。

三诊，服二诊方 10 剂，睡眠明显改善，心中抑郁、悲伤欲哭明显好转。现烘热汗出较多，心烦易怒，头昏沉，口淡无味，小便频数，大便可，舌淡红、苔薄黄，脉细。处方：百合 30 克，炒酸枣仁、麦冬、小麦各 30 克，生地黄 15 克，茯苓、路路通、郁金各 10 克，通草、甘草各 6 克。10 剂，煎服法同前。

四诊，服三诊方 10 剂，效佳，诸症较前减轻，悲伤欲哭已基本消失。现偶心慌，小便频多、色黄、有灼热感，大便可，舌暗红、苔薄黄，脉细。三诊方去路路通，加车前草 30 克、竹叶 10 克、瞿麦 15 克。15 剂，诸症基本消失。

（3）案例三

患者女，43 岁。因寐差 1 年就诊。诊见入睡困难，睡后易醒，醒后难再入睡，乏力，易感冒，饮食及二便正常，月经正常，白带正常，舌红、苔薄，脉细。西医诊为失眠。中医诊为不寐，治以滋阴润燥、甘缓宁神、清热化痰。处方：生地黄、茯苓、茯神、竹叶、牛膝各 10 克，百合、炒酸枣仁、小麦各 30 克，麦冬 15 克，灯心草 3 克，甘草 6 克。15 剂，水煎，每日 1 剂，分 3 次温服。

二诊，服药后睡眠明显改善，入睡快，且不易醒，乏力，舌红、苔薄白，脉细。初方加紫苏叶（后下）6 克，生龙骨（先煎）、生牡蛎（先煎）各 30 克。续服 15 剂，基本痊愈。

（4）案例四

患者女，46 岁。因失眠 16 年就诊。患者于 16 年前因母亲突然去世，受刺激太大，出现入睡困难，甚则彻夜不眠。近 6 年易感冒，咽干痒，咳痰量少，饮水多喜热饮，月经正常，白带可，食欲差，大便易溏，小便可，面色萎黄，舌淡暗、苔薄白，脉细。西医诊为失眠。中医诊为不寐。处方：百合、炒酸枣仁、小麦各30克，麦冬15克，茯苓、茯神各10克，知母、甘草各6克，川芎3克，大枣（切开）4枚。10剂，水煎，每日1剂，分3次温服。

二诊，服初诊方10剂，效佳，睡眠明显改善，每夜能睡6～7小时，易感冒，偶盗汗，饮水多，流泪多，纳可，无便意，小便可，舌红略暗、苔薄白，脉细涩。初诊方麦冬加至20克，加决明子30克，桑叶（后下）、菊花（后下）各10克。续服10剂告愈。

3. 李志道教授"调心疏肝方"治疗神志病验案

患者女，40岁。因失眠2个多月就诊。平素性格内向，近来因工作调动，所愿不遂而出现入睡困难，易醒，醒后再难入睡，需依赖艾司唑仑等药物来维持睡眠。诊见精神萎靡，眼圈发暗，舌红、苔薄，脉细数。西医诊为失眠。中医诊为不寐。

针灸治疗：内关透间使、郄门，丘墟透照海，胆经四透，神门，前顶，后顶，承灵。主穴操作方法如上，余穴采用常规针刺法，留针30分钟，隔日1次。治疗1个月后患者不服药即可入睡。随访1个月，未再复发。

按语：李老认为不寐属心神病变，神不安则不寐。本证患者情志抑郁，暗耗阴血，虚火内扰，神志不安则夜不能寐，治宜养心安神、疏肝解郁。心藏神，神门为心经原穴、输穴，《灵枢·五邪》曰："邪在心，则病心痛喜悲，视有余不足而调之其输也。"内关透间使、郄门，丘墟透照海，组合神门应用功似天王补心丹，胆经四透功似逍遥散，合用则心血得养，肝郁得舒，心神得安。脑为元神之府，督络入脑，前顶、后顶均位于巅顶，可宁心安神。承灵为胆经穴，又为足少阳、阳维之会，能佐胆经四透之功疏肝利胆而调心神。

4. 周福生教授运用"心胃相关"理论治疗失眠验案

患者女，23岁，会计。因失眠3个多月就诊。患者3个多月前因工作差错受惊吓后即出现失眠，曾多处求治，先后服用清热疏肝、清心安神中药均疗效不佳，遂来诊。诊见不易入睡，心烦易怒，食欲差，二便尚调，舌红暗、苔黄腻、脉弦滑。诊为失眠，乃痰热扰心所致，治以健脾清热化痰、安神和胃。

予加味温胆汤加减：珍珠母30克（先煎），茯苓、山药、夜交藤各20克，法半夏、枳实各15克，黄芩、合欢皮、竹茹各10克，陈皮、甘草各6克，黄连5克。7剂，水煎，每日1剂，分2次服。服3剂后即能入睡，且心烦易怒症状消失，服完7剂时，每晚能睡6小时左右。继以健脾化痰、安神和胃法调理1个多月而痊愈。

5. 中医妇科心身疾病与心理治疗验案

患者女，38岁。最近3个月闭经，精神不振，面带愁容，似心事重重，胸胁胀满并窜痛，失眠，头晕，头痛，舌红、苔薄黄、脉弦数。与其谈起家常，方知其夫近期回家甚晚，患者疑其有外心，大吵一架，愈演愈烈，其夫干脆住单位不归，患者无工作，每日居家思想此事，夜不能寐，遂成此病。

先予言语劝导，无证无据，乱疑乱思，无任何益处，既有此事，也当心平气和，从长而论。中医辨治，治以疏肝解郁、行气活血。处方：柴胡、郁金、当归、赤芍、香附、川芎、远志、酸枣仁各适量，3剂。并嘱患者每日晨练，走亲访友，少在家思想此事，并留下其夫电话，待患者走后与其夫联系，其夫表示并无外遇，当回家善待妻子。4日后，患者复诊，见其精神与前大有改变，面带笑容，诸症均有好转，唯月经未行，以桃红四物汤加疏肝药服 15 剂后，月经量大，血块多。瘀血除净，告愈。

三、焦虑症

1. 曾庆明运用柴胡加龙骨牡蛎汤治疗抑郁症验案

（1）肝郁痰扰，心胆气虚型

患者男，13 岁。因精神紧张、心痛胸闷 3 年就诊。其母代述自幼胆小怕事，性格内向，多静少动，不愿与人交往，易自卑、胆怯，不喜读书，喜独自玩电脑游戏，偶有口干，无口苦，就诊时一直低头默默不语，曾经性格暴躁，饮食睡眠可，大便 2 日一次，舌有瘀、苔白腻，脉细滑。证属心胆气虚、肝郁日久、痰浊扰神，治以温通心胆、化痰安神，予柴胡加龙骨牡蛎汤加减：龙骨 30 克（先煎），茯神 15 克，柴胡、太子参、白芍各 10 克，黄芩、桂枝、远志、石菖蒲、姜半夏、甘草、琥珀粉（冲服）各 5 克，生姜 3 片（自备），大枣 2 枚。7 剂，水煎，分 3 次温服，每日 1 剂。

二诊，其母述患者服药后与外界交流明显增多，但仍多静少动。处方：初诊方桂枝加至 10 克，黄芩加至 10 克，茯神加至 30 克。10 剂，嘱其一剂服一天半，中午服人参养荣丸益气安神。

之后多在网上联系开具处方，服药后患者精神状态明显好转，能主动与人交流，恢复正常上学，饮食睡眠可，二便调。二诊方基础上增加菟丝子、杜仲、淫羊藿、党参、小麦等益气补肾、宁心安神之品。

按语：患者年少，本为心肾阳虚，气血亏虚；标为精神抑郁，肝郁日久，影响三焦气机，气滞津凝，聚久成痰，蒙蔽神窍。柴胡加龙骨牡蛎汤，徐灵胎的《伤寒论类方》曰："此方能下肝胆之惊痰。"先期以柴胡加龙骨牡蛎汤加减，主以和解少阳，豁痰清热，镇惊安神。少阳枢机得畅，诸症得解，并且加用白芍，含桂枝汤之意，能调和气血阴阳。心藏脉，脉舍神，心主神志。肾藏精，在志为恐，并且心肾相交。忧郁日久最易伤神，耗伤心气。故后期多注重益气补血，养心补肾。心气虚者可加用甘麦大枣汤，气血亏虚者可加用人参养荣丸，心神不安、惊恐者可加用安神定志丸、小定志丸。

（2）肝郁气滞，痰热扰神型

患者男，32岁。近来多愁善感，焦虑胆怯，不愿与人交往，嗜睡梦多，多疑敏感，妄想，工作压力大，智力与工作能力减退，性功能偏低，口干苦不明显，纳可，大便干结，小便调，舌薄黄而腻，脉缓。西医诊为妄想型精神分裂症，服用奥氮平、舒必利，症状未见改善。中医辨证为肝郁气滞、痰热扰心，治宜疏肝解郁、清热化痰、宁心安神，予柴胡加龙骨牡蛎汤加减：生牡蛎（先煎）、生龙骨（先煎）、麦芽各30克，茯苓20克，甘草15克，柴胡、黄芩、法半夏、陈皮、竹茹、枳壳、远志、桂枝、琥珀粉（冲服）各10克，生大黄5克（后下）。14剂，水煎，每日1剂，分3次温服。

二诊，服药后，精神转佳，焦虑悲伤减轻，舌苔黄腻较前减轻，脉稍滑，同时仍在服用西药。初诊方去麦芽、生龙骨，加大枣、石菖蒲各10克，小麦、龙齿（先煎）各30克，10剂。

三诊，服二诊方后入睡改善明显，大便黏少滞，舌稍淡紫、苔薄，脉弦。继服二诊方14剂，并嘱其早晚服用六味地黄丸。

四诊，患者精神状态渐佳，性格外向乐观，多与人交流，睡眠改善，大便初泄黏腻、后成形，舌稍暗、苔薄腻，脉不弦。西药已逐渐减量至原来的1/4。处方：继服三诊方14剂。服药后患者各项症状均明显改善，并已停服西药，如正常人生活，并今年喜得一子。

按语：患者平素工作压力大，肝郁气滞，日久致痰火扰心，心神不宁。以柴胡加龙骨牡蛎汤化裁，和解枢机，清热化痰，宁心安神，切合病机，辨证准确，临床收到满意效果。该类痰火证之神志性疾病，可在柴胡加龙骨牡蛎汤的基础上加用温胆汤或黄连温胆汤清热化痰以驱邪达表，能较好地改善患者症状。疾病后期主要以正虚为主，予其自拟药丸收尾，扶正祛邪，标本兼顾，缓图其功，故得良效。

2. 王作顺应用柴胡加龙骨牡蛎汤治疗情志病验案

患者男，65 岁。既往有焦虑抑郁病史数年，曾服劳拉西泮片、氟哌噻吨美利曲辛片、盐酸舍曲林片等抗焦虑抑郁药物（具体用量不详）。诊见失眠多梦，思维混乱，无力，胸闷，心烦，前胸及背部疼痛，躁动不安，常有恐惧感，口干口苦，怕冷，手脚出冷汗，食欲差，无恶心呕吐，大便每日 2～3 次，小便正常，苔厚腻、色黑、略水滑，脉弦细。诊为焦虑症，证属上热下寒。处方：柴胡加龙骨牡蛎汤合乌梅丸合潜阳封髓丹加减：柴胡、龙骨（先煎）、乌梅、茯苓、牡蛎（先煎）各 20 克，炮附子 15 克（先煎），黄芩、生姜、党参、桂枝、法半夏、黄连、黄柏、当归、干姜、醋龟甲（先煎）、砂仁（后下）各 10 克，花椒、大黄各 6 克，大枣 6 枚，细辛 2 克。14 剂，水煎，每日 1 剂，早晚温服。

二诊，患者睡眠质量显著提高，做梦减少，大便成形，其余症状较前减轻，遂在原方基础上增加大黄、龙骨、牡蛎用量，继服 14 剂。

三诊，诸症减轻，继服二诊方 14 剂。

四诊，诸症悉愈，将前方配制成水丸，每次 9 克，每日 3 次，以巩固疗效，防止反复。

按语：心烦，躁动不安，口干口苦，此为肝气郁结、日久化热的表现，怕冷，手脚出冷汗等是阴阳气不相顺接，阴寒沉积于下、阳气浮越于上的表现，结合苔厚腻、色黑、略水滑，脉弦细，辨证为上热下寒。予乌梅丸以缓肝调中、清上温下；柴胡加龙骨牡蛎汤以镇静安神，清泻少阳郁火；潜阳封髓丹以温肾潜阳。

3. 吴鸿教授运用柴胡加龙骨牡蛎汤治疗焦虑抑郁症验案

（1）案例一

患者男，32岁。患者10年前生气后出现心中焦急，10年来于多处诊治，口服中西医药物治疗，症状时好时差。4年前诊断为抑郁症，长期服用盐酸舍曲林片治疗，3个月前改服氟哌噻吨美利曲辛片，获得满意疗效。诊见心中焦急，自觉全身不畅，大脑不清醒，常发呆，注意力无法集中，无口干口苦，饮食可，睡眠差，二便正常，舌淡胖有齿痕、苔黄腻，脉弦数。证属肝郁气滞、痰气互结，治以清热化痰、调畅气机、宁心安神，予柴胡加龙骨牡蛎汤合半夏厚朴汤：煅牡蛎30克（先煎），大枣20克，柴胡18克，姜半夏、党参、生姜、龙骨（先煎）、姜厚朴、茯苓、紫苏梗、桂枝各15克，黄芩、酒大黄、煅磁石（先煎）、甘草各10克。15剂，水煎，每日1剂，早晚饭后温服。

二诊，服药后自觉心情愉悦，心中焦急明显缓解，大脑不清醒明显减轻，睡眠改善，大便偏稀、每日1～2次，舌淡胖、尖红、苔厚腻，脉弦滑。初诊方加泽泻汤以淡渗利水。14剂（中药颗粒剂），早中晚饭后温水冲服。14剂服完后整体症状均有明显改善，患者精神状态佳，对疗效颇为满意。

按语：本案患者怒后发病，服用盐酸舍曲林片，乏效而焦虑愈盛。愤郁不解，气机运行不畅，肝郁克脾，导致脾胃运化失常，痰湿凝聚，与气相结，内扰神窍，从而表现为全身不畅，焦急不宁，心神不安，失眠日渐，舌脉均为佐证。治以柴胡加龙骨牡蛎汤疏肝解郁，清热化痰；又因患者长期气机郁滞，遂加半夏厚朴汤以行气开郁，降逆散结。方证相应，故速效。

（2）案例二

患者女，63岁。患者平素心中思虑事多，情绪焦虑抑郁，半年前突发心悸，于当地医院查心电图未见明显异常，诊断为抑郁症，予氟哌噻吨美利曲辛片口服，每日1片，效欠佳。诊见患者呈焦虑抑郁状态，时有心悸、头懵，急躁时头汗多，自觉浑身乏力，常感腿酸。寐差，入睡困难，易惊醒，醒后难以复睡，大便干，舌暗红、苔黄腻，脉弦滑结代。证属肝气郁滞、痰火内扰，治以疏肝理气、化痰清心、镇惊安神，予柴胡加龙骨牡蛎汤合栀子豉汤：大枣、肉苁蓉各20克，柴胡18克，龙骨（先煎）、煅牡蛎（先煎）、桂枝、茯苓、党参、姜半夏、生姜、栀子、淡豆豉各15克，黄芩、大黄、煅磁石（先煎）各10克。中药颗粒剂6剂，早晚饭后温水冲服。

二诊，头懵、头汗多稍减轻，失眠、心烦无明显变化，日夜均可见心烦，每夜入睡2～3小时，时觉心中焦急，焦虑抑郁状态，纳可，服药期间大便正常，近3日大便未解，小便正常，舌暗红、苔滑腻，脉弦数。1周前氟哌噻吨美利曲辛片减为每日半片。初诊方合桃核承气汤中药颗粒剂15剂，早晚饭后温水冲服，以逐瘀泻热、安神定志。之后复诊数次，前后服用上述药方60余剂，心悸、心烦已无，自觉精神状态明显好转，情绪平稳，未见心中急，多汗明显减轻，仅夜间眠时偶有多汗。现氟哌噻吨美利曲辛片减量为隔日半片，继续服用中药调理。

按语：患者平素情绪焦虑抑郁，致肝气郁结，肝失疏泄，气机升降失调，肝郁日久致气郁化火，肝火扰神，气机不利，血行不畅，津液停积而聚集成痰，痰火扰心而时有心悸、急躁心烦，痰火上蒙清窍而出现头懵、心情抑郁、寐差易醒等症状，血蓄下焦而见大便几日未解，少腹急结，至夜心烦发热，舌暗红为血瘀征象，遂以柴胡加龙骨牡蛎汤为主方疏肝理气、镇惊安神，兼以桃核承气汤逐瘀、栀子豉汤除烦，亦加强清心泻热之效。方证贴合，取得满意疗效。

4. 丹栀逍遥散加减治疗经行情志异常验案

患者女，24 岁。12 岁月经初潮，平素月经周期 30 日，周期规律，量中，色暗红，偶夹血块，或伴痛经。近半年来经前 5 ～ 6 日焦虑紧张，烦躁易怒，全身乏力，失眠，头晕，面部痤疮，食欲不振，经净后诸症消失。现经期将至，神志恍惚，焦虑烦躁，面部痤疮，入睡困难，易惊醒，眼眶青黑，食欲不佳，舌红、苔薄黄，脉弦数。治以疏肝解郁、清热凉血、健脾安神。处方：生龙骨（先煎）、生牡蛎（先煎）、蒲公英各 30 克，茯苓、白术、酸枣仁、金银花各 15 克，牡丹皮、山栀子、当归、白芍、柴胡、郁金、知母、合欢皮各 10 克，甘草 6 克。7 剂，水煎，每日 1 剂，分 3 次温服。服药 1 周后，诸症缓解；再继服 2 个疗程，症状消失；6 个月后随访未复发。

四、惊恐障碍

1. 半夏厚朴汤治疗情志病验案

患者女，41 岁。因紧张、害怕 3 个多月就诊。患者 3 个月前因工作压力过大频繁出现紧张、害怕，伴心慌，头晕，出汗，身体震颤。诊见心情郁闷，欲舒长气，脾气急躁，控制不住情绪，遇事常觉心烦燥热，腹胀，呃逆，排气少，疲劳，咽部似有气堵感，形体肥胖，平素怕冷。近 2 个月来月经淋漓不尽，色鲜红，有血块，夜间梦多，睡觉时易惊醒，纳可，大便不成形，每日1～2次，舌紫、苔白，脉沉，自述心电图及24小时动态心电图检查无明显异常。诊为惊悸，证属肝郁痰凝、瘀血阻滞，治以解郁化痰、活血化瘀，予半夏厚朴汤加减：茯苓、煅代赭石（先煎）、生龙骨（先煎）、生牡蛎（先煎）、炒酸枣仁、煅瓦楞子（先煎）各30克，紫苏梗、旋覆花（包煎）、白芍各20克，法半夏、地骨皮、党参、侧柏炭、炙淫羊藿各15克，姜厚朴、柴胡、枳实（麸炒）、姜炭、黄芩、醋香附、木香、砂仁（后下）各10克，炒栀子6克。7剂（中药颗粒剂），每日1剂，温开水冲服。

二诊，紧张、害怕发作次数减少，咽部气堵感改善，排气较前增多。守方继服7剂，服法同前。

三诊，紧张、害怕感较少发作，自觉喉中舒畅，眠可、夜间少有惊醒。守方继服14剂以巩固疗效。1个月后电话回访，诸症已愈。

按语：惊恐障碍归属于中医"惊悸""怔忡""百合病""卑慄"。《济生方·惊悸怔忡健忘门惊悸论治》载："夫惊悸者，心虚胆怯之所致也。"胆气虚则善惊易恐。《灵枢·本神》曰："肝藏血，血舍魂，肝气虚则恐，实则怒。"《景岳全书》载："心脾血气本虚，而或为怔忡，或为惊恐。"指出心脾血虚为其根本病因。《素问·举痛论》言"惊则心无所倚，神无所归，虑无所定，故气乱矣"。肾所主情志为恐，可见惊恐与肝、胆、心、脾、肾的气机运行均联系甚密。血行瘀滞，心脉失养而神无所主则紧张、害怕、心慌，痰浊上扰清窍则头晕，痰气阻于咽喉则咽部似有气堵感，瘀血阻滞则月经淋漓不尽、色鲜红有血块，舌脉亦为佐证。本证属肝郁痰凝、瘀血阻滞，以半夏厚朴汤行气散结、解郁化痰，以柴胡加龙骨牡蛎汤化裁助透邪解郁、补养心神，加地骨皮、煅瓦楞子、侧柏炭以化瘀凉血止血，恐其寒凉太过加姜炭温暖胞宫。二诊时患者诸症减轻，守方继服。三诊时症状皆已大好，诸药配伍，施治得法，终获痊愈。

2. 柴胡桂枝干姜汤治疗惊恐障碍验案

（1）案例一

患者男，40岁。因长时间看电脑、手机后不敢看人3年余就诊。患者为公司职员，平素性格内向，不自主长时间看手机、电脑关注新闻，时间长达1～4小时，之后情绪低落，惧怕看人，伴口干口苦，心烦，胸闷不舒，纳可，便溏，舌淡、苔白腻，脉弦细、左关脉沉。既往体健。1周前曾服氟哌噻吨美利曲辛片、长春胺（具体不详），自述效果不显。诊为少阳与太阴合病，肝虚生恐，治以补肝气、清利枢机。处方：柴胡、天花粉各24克，桂枝、干姜、黄芩、炙甘草各9克，煅龙骨（先煎）、煅牡蛎（先煎）各30克，茯苓15克。7剂，水煎服，每日1剂。应用《伤寒论》文中煎法：加水2500毫升，煎取药液1200毫升，去药渣，再煎取600毫升，分早晚2次温服。

二诊，不敢看人程度减轻，便溏改善，情绪低落，入睡困难，仍有口干口苦，舌大有齿痕、苔白腻，脉弦细。初诊方柴胡加至30克，桂枝、黄芩、炙甘草加至各12克，加炒白术15克。7剂，煎服法同上。

三诊，心烦、情绪低落减轻，不敢看人感觉消失，大便时溏，舌淡，苔薄白、根部腻，脉弦。二诊方去炒白术，桂枝、炙甘草各减至9克，继服7剂，症状痊愈。

按语：患者生性内向，长时间只与手机、电脑信息单方面被动交流，喜静多思，身体内主升主动之阳气不得抒发，郁结日久，影响体内气机运行。肝脏是主疏泄气机之要脏，气滞不畅，首累肝脏；肝乃藏血之脏，肝气不畅，气不能行血养血，致肝藏血功能受阻，终致肝虚，左关脉沉亦为佐证；肝主情志，肝脏气虚，主情志功能不能正常发挥。《灵枢·本神》曰："肝藏血，血舍魂，肝气虚则恐，实则怒。"故出现不敢看人的恐惧心理，情绪低落。经气郁滞，枢机不利，疏泄失常，又见口干口苦、心烦等少阳证，且便溏，苔白腻，脾虚失运，见太阴脾家之病，便投以柴胡桂枝干姜汤原方。柴胡、黄芩经典配伍，和解少阳、解肝郁，补肝虚，医主症；配伍天花粉和解生津。干姜温运脾脏，茯苓利水健脾，炙甘草补脾和药。二诊，药用病减，未述不适，加大药量，增疏利肝胆之力，加一味炒白术，增健太阴脾土利湿之用。三诊，肝气已旺，主症痊愈，桂枝减量，去炒白术，继服7剂，中病即止。药证相符，疗效甚佳。

（2）案例二

患者女，36岁。因发作性心中恐惧感半个月就诊。半个月前患者因受惊吓后出现发作性恐惧、害怕，发作无定时，每次持续数分钟，伴头顶部针刺样疼痛，记忆力减退，背部发凉不适，心烦，易紧张，心悸，臆想有可怕的事情发生，不敢独自在家，睡眠差，纳呆，便溏，舌红、苔白腻，右脉弦、左脉细。既往体健。证属肝阴不足、肝气虚损、肝用不及，治以补肝体、复肝气、助肝用。处方：柴胡30克，桂枝12克，干姜9克，黄芩18克，天花粉24克，煅龙骨30克（先煎），煅牡蛎30克（先煎），炙甘草12克，茯苓15克，葛根15克。7剂，水煎服，每日1剂。应用《伤寒论》文中煎法，加水2500毫升，煎取药液1200毫升，去药渣，再煎取600毫升，分早晚2次温服。

二诊，恐惧感减轻，头痛、背痛减轻，昨日夜晚独自在家2小时，敢一人外出，情绪易受外因影响，周身乏力，注意力无法集中，舌淡、苔薄白，脉弦细。初诊方黄芩减至 12 克，天花粉减至 15 克，去葛根。7 剂，煎服法同前。

三诊，背部发凉好转，头痛减轻，心烦，急躁，能一个人做事，但心里有紧张感，早醒。前二诊方天花粉加至 24 克，加葛根 15 克、白芷 12 克。7 剂，煎服法同前。后电话回访诉心中恐惧感未复出现。

按语： 患者突然受惊，恐伤肾，五行中肾属水，肝属木，水不涵木，致肝阴虚，阴虚无以生肝气，故生恐惧；肝虚反及肾，子病及母，复加重恐惧之症。惊则气乱，恐则气下，《灵枢·口问》："大惊卒恐，则血气分离，阴阳破败，经络厥绝……乃失其常。"大惊大恐导致气血散乱，影响他脏之用，见头项痛，记忆力减退，心悸，心烦，心中紧张。《素问·经脉别论》："有所堕恐，喘出于肝，淫气害脾。""疾走恐惧，汗出于肝。"恐生于肝，肝木妄淫，害脾土，见脾虚之证，纳呆，便溏等。故辨证总属肝阴不足，肝气虚损，病及诸脏。选用柴胡桂枝干姜汤论治，加龙骨与牡蛎配伍，增强滋肝阴、生肝血之效，又能镇静安神；加茯苓利水以健脾气；葛根解背部表邪所致之经气不利、筋脉失养。二诊诸症减轻，黄芩、天花粉苦寒伤阳，予减量。头背疼痛减轻，予去葛根。三诊，头背疼痛并未痊愈，余症仍存，复加葛根、白芷，舒经利气止痛；心烦急躁之症明显，天花粉加量，以泄胸中郁热。药证相投，故诸症除。

（3）案例三

患者男，30 岁。因发作性濒死感 14 年就诊。患者自觉发作性濒死感，发作无定时，每周发作 2 次左右，每次持续数分钟，可自行缓解，每日口服盐酸文拉法辛四分之一片治疗。伴乏力，头昏，注意力难以集中，口干，不多饮，口苦，心悸心烦，在人多的场合易激动，激动时易出现肢体抖动，纳呆，腹胀，睡眠差，大便时干时稀，小便调，舌淡胖有齿痕、苔白腻，脉沉、左关脉弱。既往有"惊恐障碍"病史。辨证属肝郁脾虚、郁结日久、太（阴）少（阳）失和，治以益肝补脾、枢解少阳。处方：柴胡24克，桂枝9克，干姜6克，黄芩6克，天花粉24克，生龙骨30克（先煎），生牡蛎30克（先煎），炙甘草12克，白芍15克，炒白术15克，茯苓15克。7剂，水煎服，每日1剂。应用《伤寒论》文中煎法，加水2500毫升，煎取药液1200毫升，去药渣，再煎取600毫升，分早晚2次温服。

二诊，近一周濒死感无发作，诸症稍减轻，仍有乏力，头昏，纳呆，腹胀，睡眠好，进食时气短，大便时干时稀，舌淡有齿痕、苔薄白稍腻，脉沉细。初诊方桂枝加至12克，加枳实15克、厚朴15克、大枣5枚。7剂，煎服法同前。

三诊，近一周再无濒死感发作，前3天出现疲乏无力感，双下肢萎软无力，食欲欠佳，腹胀减轻，便溏，舌淡、苔白腻，左关脉沉。二诊方加五味子15克。7剂，煎服法同前。

四诊，再无濒死感发作，情绪激动时易烦躁，背部疼痛，口疮，舌淡、苔白腻，脉弦细。三诊方桂枝减至9克，黄芩加至12克。7剂，煎服法同前。

五诊，无濒死感发作，诸症痊愈，偶有心慌，舌淡、苔薄白，脉弦细。嘱其适当运动，适度劳逸，忌食寒凉，未予开药，不适随诊。

按语：患者病史已久，初因未究，久病气血暗耗，阴阳俱亏，诸脏虚衰，以肝脾为著。现证为肝郁脾虚，太（阴）少（阳）失和。肝郁肝虚生恐，故见惊恐（濒死感）发作。恐则气下，恐则精却，气下气血不能上荣养脑窍，故见头昏，乏力。《素问·举痛论》载："恐则精却，却则上焦闭，闭则气还，还则下焦胀。"加之肝郁乘脾，故见纳呆、腹胀、大便时干时稀等肝郁脾虚之症。肝郁气机不畅致少阳枢机不利，见口干、多饮、心烦等少阳证，治以益肝补脾、和解少阳，故方选柴胡桂枝干姜汤，柴胡疏其肝郁，加黄芩加强枢解功效，桂枝干姜温补复其正气。肝以阴血为本，加龙骨与牡蛎配伍，增镇静滋阴益肝之效，加白芍养肝血，柔肝筋。茯苓利湿，脾脏喜燥恶湿，利太阴脾土健运。

二诊，药到病减，效不更方，桂枝加量，增加温运之功，助肝用，温脾健运。加枳实厚朴以通腑，除胀满，去结实。三诊，疲乏，下肢萎软，肝为罢极之本，仍为肝虚所致，加五味子敛肝阴。四诊，病势趋愈，脉象较前有力，温药已达上焦，气机渐复，肝郁渐除，前方继用。酌调组方寒热，改桂枝为9克，黄芩为12克。五诊，诸症解除，病情平妥，停服药物，复自身正气抗邪之功，不适随诊。药证相符，药到病减。

五、戒断综合征

1. 辨证治疗烟草戒断综合征验案

患者男，65 岁。吸烟 40 余年，平均每日 20 支，1 个月前自行戒烟，戒烟后出现夜尿频多，平均每晚 7～8 次，腰膝酸痛，心慌，夜寐不安，舌淡、苔白，脉沉迟。为肾阳虚损，不能固摄尿液。治以温肾固阳、交通心肾。处方：肉桂、制附子（先煎）各 6 克，熟地黄、山茱萸各 15 克，山药 20 克，牡丹皮、茯苓、泽泻各 10 克，黄连 3 克。7 剂，水煎服，每日 1 剂。

二诊，夜尿次数稍减少，平均每晚 3～4 次，睡眠改善不明显，舌淡红、苔白，脉沉细。初诊方去泽泻，加酸枣仁、益智仁各 20 克。14 剂，水煎服，每日 1 剂。

三诊，夜尿基本正常，每晚 1～2 次左右，基本不影响睡眠，舌红、苔白，脉弦。二诊方去附子，再服 7 剂善后。随访 6 个月，夜尿未见明显增多，基本不影响睡眠，戒烟成功。

按语：患者年老，阳气已弱，长期烟草熏烤，耗伤肾阴，久之阴亏及阳，肾气虚损，命门火衰，肾阴阳亏损，不能固摄，故夜尿频多，腰膝酸痛，夜寐不安。肾阴不足，不能上滋心火，故出现心慌、失眠等。"凡病涉水液由肾气虚者，用桂附地黄丸，闭者能通，多者能约，积者能利，燥者能润"。桂附地黄丸加减，可温补肾阳、益精填髓，取其"多者能约"之义。方中附子温补肾阳，肉桂引火归原，熟地黄、山茱萸、山药补肝肾、益精血、鼓舞肾气，牡丹皮、泽泻、茯苓寓泄于补、泄烟毒，加黄连清心火，合肉桂达到交通心肾、安神助眠。诸药合用，标本兼治，故能消除戒断后夜尿频多等不适症状。

2. 涤痰汤治疗酒精中毒性脑病合并戒断综合征验案

患者男，67 岁。因头昏痛 4 天，加重伴神志淡漠 6 小时，尿失禁 1 次入院。4 天前，因受凉后出现头昏痛，流清涕，食欲差，服头痛散能缓解。今晨 4 时许，自觉头昏痛加重，老伴发觉其神志淡漠，尿失禁 1 次。患者嗜酒 30 余年，每日饮酒约 500 克，入院的 3 年前曾因"酒精性肝病"在医院住院治疗好转后出院。至今仍饮酒不断，极少用菜，每餐进食 50 克左右。慢性病容，神志淡漠，反应迟钝；皮肤、巩膜轻度黄染，咽轻度充血。B 超检查提示肝脏增大。结合各项检查结果，入院诊为上呼吸道感染、酒精中毒性脑病。

入院后经对症、保肝、能量合剂支持等治疗，病情却逐渐加重，出现意识障碍，震颤谵妄，胡言乱语，躁动不安，昼轻夜重，判断力、定向力部分丧失，大小便失禁。但生命体征平稳，神经系统未引出病理征。考虑为"酒精中毒性脑病合并戒断综合征"。入院后第6天，诊见神志恍惚，昏不识人，时时胡言躁动，面色萎黄，巩膜、皮肤轻度黄染，喉间痰声辘辘，脉弦滑，舌红、苔厚腻黑黄相兼。

四诊合参，此乃以酒为浆，损伤脾胃，运化失常，酿湿生痰，聚湿化热，痰热交阻，上蒙清窍，扰乱心神所致。治以燥湿化痰、清热开窍为主，佐以退黄。方用涤痰汤去参、枣，加黄连、茵陈：法半夏、茯苓各15克，陈皮、枳实、胆南星各12克，竹茹、石菖蒲各20克，茵陈30克，黄连、甘草各6克。水煎，每日1剂，分3次温服。服2剂后，患者神志较前清醒，能应答，但不切题，仍阵发性胡言乱语，二便能自控。黑苔渐化，仍腻微黄，脉弦滑，病有转机，效不更方，继服2剂，皮肤、巩膜黄染消退，面色转润，定向力、判断力基本正常，能正确回答问题，白天思睡，夜间阵性胡言，食欲明显好转，腻苔渐化。前方去黄连、茵陈，再服2剂，精神、食欲、睡眠均好转，二便正常，饮食正常。上方去胆南星，枳壳易枳实，剂量均减为12克，再服2剂，患者自诉无不适，肝功能、血常规正常，以香砂六君子汤调理善后，痊愈出院。

按语：此患者中医辨证属"痰证""酒疸"范畴。酒体湿性燥，嗜酒伤脾，脾失健运，酿生痰热，湿热交阻，蕴蒸肝胆，泛于肌肤而见皮肤、巩膜轻度黄染。痰热扰动心神，上蒙清窍，故见神志恍惚，震颤谵妄，二便失禁等症。喉间痰声辘辘，脉弦滑，苔腻、黑黄相兼均为痰热为患之佐证。药用二陈汤燥湿化痰，枳实理气除痰，竹茹、胆南星清热化痰除烦，石菖蒲开窍醒脑，黄连清热燥湿清心，茵陈利湿退黄，因痰浊较盛故去参、枣之壅滞品。药症合拍，仅8剂而愈。由此可见，只要辨证论治精妙，中医平淡之方药也可救治危重疑难之症。

六、癫痫

1. 国医大师熊继柏治疗小儿神志病验案

（1）风痰闭阻证

患儿女，9岁，体重30千克。因癫痫间断发作6年就诊。既往于外院行脑电图检查，出现棘波、棘慢波，提示痫样放电，头部CT无异常。诊见阵发性四肢抽搐，伴有突然扑倒，意识模糊，喉中痰鸣，口吐白沫，发作持续数分钟至半小时不等，发作频率为1个月3～4次，纳一般，情绪波动较大，大便稍溏、每日1次。舌淡红、苔白腻，脉细滑。西医诊为癫痫。中医诊为痫病，症属风痰闭阻，治以化痰息风、开窍定痫，予定痫丸：天麻、钩藤（后下）、浙贝母、茯苓、茯神、僵蚕、陈皮、远志、丹参各10克，法半夏9克，石菖蒲8克，全蝎3克，胆南星、麦冬各6克。15剂，水煎，每日1剂，早晚分服。

二诊，服药期间患儿癫痫发作3次，发作时四肢抽搐幅度较前减小，无口吐白沫，颜面部有散在红色疮疖，舌红、苔白腻，脉细滑。上方有效，继续服用，钩藤减至5克，加牡丹皮5克。30剂，煎服法同前。

三诊，服药后，癫痫发作持续时间较前缩短，服二诊方期间发作1次，发作时猝然昏倒，四肢稍有抖动，数秒内即苏醒，醒后如常，颜面部仍有散在暗红色疮疖，舌尖红、苔白腻，脉细滑。二诊方有效，继续服用，去全蝎，加莲子心5克、连翘10克。30剂，煎服法同前。

此后四诊、五诊、六诊均以定痫丸加减服用，服药过程中癫痫发作频次逐渐减少。

七诊，服药后，家长诉患儿癫痫未再发作，于外院复查脑电图，结果未见明显异常，未服用其他药物，情绪平和，纳一般。为巩固疗效，再次就诊。以原方定痫丸去全蝎、胆南星、钩藤，加白术、党参各10克，健脾益气，顾护胃气，服15剂巩固疗效。随访10个月，癫痫未再发作。

按语：癫痫是较顽固、难治的病症。熊继柏教授强调治疗慢性疑难杂症，要做到有守有方，该患者多次复诊，守方施治，达到预期疗效。癫痫的致病因素首先是痰，其次是风，痰蒙脑窍，则突然昏仆，其潜在有风，所以昏倒后表现为抽搐。因此，癫痫的治疗关键是化痰息风。休止期时，应以健脾化痰为主。痰根据其性质可分为寒痰和热痰，从而辨证为阳痫和阴痫，阳痫为昼发夜止，往往合并有热象，可用定痫丸加黄芩、山栀子等；阴痫则为夜发昼止，使用定痫丸合桂枝龙牡汤。但无论哪一类癫痫，治疗都应遵循化痰息风的原则。

（2）肝热动风证

患儿男，2岁，体重13千克。因抽搐反复发作2年，加重1个月就诊。患儿从出生3个月开始，反复发作抽搐，有时1日发作数次，每于感冒发热后发作频繁，平日体温正常时亦有发作，病情严重时神志不清，但口中痰涎不多。未服用抗癫痫药物。平素易感冒及发热，近1个月发作频繁，饮食尚可，大小便正常，舌苔薄黄，指纹紫。西医诊为癫痫。中医诊为痫病，证属肝热动风，治以清肝息风，予羚角钩藤汤加减：钩藤、天麻、僵蚕各10克，生地黄8克，茯神、桑叶、川贝母、竹茹、白芍各6克，甘草、菊花各5克，羚羊角（先煎，兑服）1克。15剂，水煎，每2日1剂，每日早晚各服1次。服药后痫证未发作，继服15剂巩固疗效。随访1年，家属诉未见抽搐发作。

按语：该患儿痰的症状并不明显，发作时口中痰涎不多，叫声不明显，亦无喉中痰鸣等，但有一突出特点是容易发热，且抽搐大多在发热时发作，加之舌苔黄，指纹紫，热极生风，此为内风，风来自肝，辨证为肝热动风证。因此治疗要点为清肝热、息风，选用羚角钩藤汤加天麻、僵蚕息风止痉。方中两君药钩藤、羚羊角合天麻、僵蚕息肝风。现代药理学研究表明，钩藤、天麻、僵蚕等中药具有明显的镇静、抗惊厥作用；桑叶、菊花、生地黄入肝经，清肝经热；川贝母、竹茹清化痰热，茯神安神定痫。诸药合用，共奏清肝息风之效。

（3）惊痫证

患儿女，5岁5个月，体重21千克。因癫痫反复发作10个月就诊。就诊前1年癫痫发作8次（3月发作2次，12月发作6次），脑电图检查提示异常放电，未行头颅核磁共振检查。每次发作前有受惊吓情绪紧张史，发作时上肢及颜面部抽搐，双下肢无异常症状，神志清，双眼直视前方，每次发作持续时间短，不超过1分钟，寐差，多梦，易惊醒，夜间入睡后发作2次，食欲差，不爱哭闹，大便干结难解。舌淡红、苔白，脉弦滑，指纹青。西医诊为癫痫。中医诊为痫病，证属惊痫，治以镇惊安神、息风化痰，予安神定志丸合天麻止痉散加减：茯神、天麻各15克，党参、石菖蒲、炙远志、龙齿（先煎）、茯苓、僵蚕、炙甘草各10克，地龙6克，大黄3克。20剂，水煎，每日1剂，早晚分服。服药后癫痫未再发作，寐可，二便调，舌淡红、苔薄黄，脉滑。继服20剂巩固疗效。6个月后随访，神志清，情绪较前平稳，未见抽搐发作。

按语：痫病的产生有先天因素和后天因素两大类，先天因素如《素问·奇病论》云："此得之在母腹中时，其母有所大惊，气上而不下，精气并居，故令子发为巅疾也。"巅疾就是婴儿癫痫。所谓"病从胎气而得之"，原因是胎儿在母腹时，母亲突受惊恐而致气机逆乱，进而发为癫痫，即孕妇受惊吓后影响到胎儿，诊断为原发性癫痫。因此，儿童癫痫发作年龄越小越难治疗。后天因素主要分四类。一是情志失调。七情中主要责之于惊恐，如《素问·举痛论》云，恐则气下，惊则气乱。由于突受惊恐，致气机逆乱，痰浊随气上逆蒙蔽清窍；或五志过极化火生风，或肝郁日久化火生风，风火夹痰上犯清窍，元神失控，发为本病。小儿脏腑娇嫩，元气未充，神气怯弱，更易因惊恐而发生本病。二是饮食不节。三是头部外伤。四是高热头痛（脑膜炎等）。

（4）注意缺陷多动障碍

患儿男，5岁，体重25.5千克。因情绪躁扰不宁、多动5年就诊。诊见情绪躁扰不宁，易烦躁不安，易怒多动，自汗盗汗，对冷、热、痛觉反应较迟钝，精细动作差，无抽搐、咳嗽咳痰、口角流涎，意识清醒，精神可，纳可，入睡困难，打鼾，喉中偶有痰鸣，大便秘结，小便偏黄，舌红，苔薄黄腻，脉滑。无精神障碍等家族史，否认重金属中毒史。诊为躁动症，证属痰火扰神，治以清火涤痰、镇心安神，予生铁落饮合栀子大黄汤加生龙骨、生牡蛎：生龙骨（先煎）、生牡蛎（先煎）、煅磁石（先煎）各15克，麦冬、天冬、石菖蒲、连翘、茯神、钩藤（后下）玄参各10克，炙远志8克，丹参、栀子、橘红、甘草各6克，川贝母5克，胆南星、大黄各3克。30剂，水煎，每日1剂，早晚分服。服药后躁扰不安、多动易怒、流涎等症显著减轻，继服30剂善后。

按语：熊继柏教授认为神志活动异常主要责之于心。"心者，君主之官，神明出焉"。心失所主，神失所养，临床可见情感障碍如恐惧、愤怒等表现。

扰及心神的病因主要有痰饮、火热之邪及七情内伤，但以痰证居多。痰饮为浊邪，最易蒙蔽清窍，扰乱心神，更可与风、火相合而发为癫、狂、痫等神志病。如《丹溪心法·癫狂》云："癫属阴，狂属阳，癫多喜而狂多怒，脉虚者可治，实则死。大率多因痰结于心胸间，治当镇心神、开痰结。"该患儿虽有喜怒无常、情绪躁扰不安之状，但其意识清醒，呼之能应，绝非狂躁重症，但其喉中偶有痰鸣，便秘，舌红、苔薄黄腻，脉滑，故辨为痰火扰心证。

（5）抽动障碍

患儿男，9岁，体重32千克。因头颈部阵发性抽动1年就诊。诊见头面部阵发性抽动，挤眉弄眼，眼角、嘴角、颈项部时发抽动，喉中有痰，心烦易怒，扁桃体肿大，舌苔薄黄，脉滑。头颅核磁共振检查未见明显异常。诊为抽动障碍，证属肝风掣动，治以平肝潜阳、息风止动，予天麻止痉散合镇肝熄风汤加减：浙贝母30克，炒龟甲（先煎）、生龙骨（先煎）、生牡蛎（先煎）、钩藤（后下）、僵蚕各20克，天麻15克，玄参、代赭石、天冬、牛膝、白芍各10克，七叶一枝花、甘草各6克，全蝎3克，蜈蚣半条。30剂，水煎，每日1剂，早晚分服。

二诊：家长诉患儿服药后抽动症状已减轻，近日突然反复，扁桃体肿大，舌苔薄黄，脉滑。予镇肝熄风汤、天麻止痉散合玄贝升降散：浙贝母30克，生龙骨（先煎）、生牡蛎（先煎）、钩藤（后下）各20克，僵蚕、姜黄、天麻、炒龟甲（先煎）各15克，玄参、桔梗、蝉蜕、赭石（先煎）、白芍各10克，天冬8克，全蝎3克，蜈蚣半条，地龙、甘草各6克。30剂，煎服法同前。服药后抽动平息，随访半年未服用其他药物，未发病。

按语：抽动障碍患儿的共同特征为不自主的肢体某部分肌肉抽动，反复发作，有时意识可短暂控制，发作与情志变化有关，或喉中有异常发音，如呻吟、吼叫等。抽动障碍属于中医的肝风内动证，《素问·至真要大论》中有"风胜则动""风气通于肝""风以动之""诸风掉眩，皆属于肝"等论述，根据经典所述，说明肝风可引发抽动，抽动也属于肝风，治肝风用镇肝熄风汤合天麻止痉散。该患儿二诊时扁桃体肿大，舌苔薄黄，火热动风，再次发作，则以清热降火息风为治疗原则，合用玄贝升降散。

2. 周福生教授运用"心胃相关"理论治疗情志病验案

患者男，16岁。近1年来反复出现突然倒地，四肢抽搐，口吐白沫，每次持续约2～3分钟即自行醒来，醒后稍觉疲劳，无其他特殊不适。曾做脑电图检查，确诊为癫痫，一直服用卡马西平治疗，但仍间有发作，为求更好地治疗疗效，遂来诊。诊见纳可，大便偏稀，自觉喉中有痰，不易咯出，舌淡、苔白。证属风痰上扰、心神失调，治以调神和胃、健脾化痰，予陈夏六君汤加减：山药、太子参、茯苓、珍珠母（先煎）各20克，白术、天麻、钩藤（后下）、枳实各15克，陈皮、甘草各6克，法半夏10克，蜈蚣2条。7剂，水煎，每日1剂，早晚分服。服药7剂后患者喉中痰少，无其他特殊不适。上方去蜈蚣，加菖蒲10克，调治半年余，来电告知一直未见发作。

3. 胡思荣运用甘草泻心汤治疗小儿神志病验案

（1）小儿夜啼

患儿男，11个月。患儿来诊前半个月夜间睡眠较差，每晚熟睡之时突然惊醒，啼哭不止，家长安抚不佳，约5分钟后入睡，每晚发作1～2次。阵发性烦躁，精神较差，食欲欠佳，大便稀黄臭秽，腹软，手心热，双侧指纹色青。辨证为阴阳不和、神气未充、外受惊恐、内伤乳食，治以调和阴阳、舒畅气机、镇静安神，予甘草泻心汤：炙甘草12克，黄连1克，黄芩、党参各6克，干姜、法半夏各5克，大枣2枚。5剂，水煎，每日1剂，少量频服。

二诊，患儿夜惊症状较前明显好转，未再出现夜间啼哭，食欲改善，手心热好转。初诊方加酸枣仁、龙眼肉以养血安神。7剂，煎服法同前。注意避免患儿受到惊吓。嘱家长播放优雅轻扬音乐，使患儿情志舒畅，有助于消除惊恐。服药毕患儿已无夜啼，随访未再发作。

按语： 小儿夜啼是儿科临床常见的睡眠障碍疾病之一，发生的根本原因在于小儿脏腑娇嫩，五志未定，智慧未充，故好动，易发惊惕。阴阳不和、神气未充为发病之内因，外受惊恐为发病之外因，治疗的关键是调节阴阳平衡。甘草泻心汤善于调和阴阳，方中炙甘草甘平，益气和中；黄芩、黄连苦寒清热，燥湿解毒；干姜、半夏辛燥，开阴凝、祛寒湿；人参、大枣补虚益气，和胃安中；诸药合用共奏清热化湿、辛开苦降、发散郁热、健脾和胃、调和阴阳之功。阴阳调和则气机畅达，故夜啼得以痊愈。

（2）抽动－秽语综合征

患儿女，3岁。患儿不自主摇头、扭颈、眨眼半年余，近来加重，撇嘴、耸肩、甩手、缩臀、蹬足，怪相连连。脑电图检查提示儿童期轻度异常，颅脑CT、核磁共振未见异常。诊为抽动－秽语综合征，予氟哌啶醇、盐酸硫必利片等治疗，症状得以控制。近期因感冒高热，愈后抽动又现，每分钟达10余次，服药难以控制，遂来诊。诊见性急神烦，多语，夜寐多梦，注意力难以集中，易疲劳，手足无力，时有麻木，纳减便结，口气重，手心热，舌淡红、苔薄腻微黄，脉细弦。证属心肝血虚、风痰内扰，治以养血平肝、息风化痰，予甘草泻心汤合酸枣仁汤加减：酸枣仁15克，甘草、清半夏各12克，生龙骨（先煎）、生牡蛎（先煎）各10克，黄连3克，黄芩、川芎各

6克，干姜5克，党参、知母、茯神各9克，大枣2枚。7剂，水煎，分3次服，每日1剂。

二诊，服药后每分钟抽动减为4～5次，夜寐稍安，大便已畅。续守上方加减用药两个月后，症状消失。终以归脾丸、香砂六君丸调理善后，长期随访病情稳定。

按语： 抽动－秽语综合征乃心、肝、脾受累所致。心血不足，肝不舍魂，肝风内动；再因饮食失调，脾胃升降失司，酿为痰湿，风痰上扰神明，导致发作抽动－秽语等神志异常表现。甘草泻心汤可调节脾胃升降、化痰浊从而调畅气机，酸枣仁汤养肝宁心安神，配合龙骨、牡蛎重镇安神，方证合拍，故起效甚速。

（3）小儿惊恐

患儿男，5岁。胆小，易受惊吓，恐惧黑暗约半年，阵发性发作，经常感到心慌、紧张害怕。诊见精神一般，饮食不香，上腹痞满，二便无异常，舌淡红、苔薄黄，脉滑数。证属湿郁化热、扰乱神明，予甘草泻心汤加减：生龙骨（先煎）、生牡蛎（先煎）各15克，炙甘草12克，法半夏10克，黄芩、党参各6克，干姜5克，黄连3克，大枣3枚。7剂，水煎，每日1剂，分2次服。

二诊，服药2剂，易惊症状改善，仍惧怕黑暗。初诊方加石菖蒲10克宁心开窍。

三诊，诸证明显减轻，精神转佳，食纳渐增，续服二诊方3剂。

按语： 本症为一种较为常见的心理障碍，多发生于10岁以内的儿童，是一种发作性疾病。本病病在心，而因在肝。人体气机调畅主要赖于肝的疏泄，"惊则气乱"指肝失条达，调节气机之功能紊乱。甘草泻心汤可调节脾胃气机升降，从而使气机恢复平衡，使心、肝各司其职，故惊恐得愈。

七、躁狂症

1. 国医大师徐经世肝脾同治巧解情志病验案

患者男，52岁。患者5年前精神受创后开始出现胃脘部满闷不适，纳食无味，情绪急躁易怒，精神焦虑，渐渐加重，屡医无效。诊见脾气急躁，精神焦虑，言语反复，胃脘胀满不适，饥饿时则灼热不舒，晨起咽干时咳，干呕，齿龈易出血，腰酸痛如折，胁肋部偶有胀痛不适，下肢畏寒乏力，夜寐较差且多梦，小便色黄，大便日行1次，舌暗红、苔薄黄腻，脉来弦细、右尺脉略浮。徐经世教授四诊合参，诊为情志病。主因肝气郁滞，脾胃运化失调，气血化生无源，脏腑组织失于濡养而发病。治当疏肝理气解郁，兼顾健脾化湿。处方：酸枣仁、绿梅花各25克，太子参18克，柴胡、炒枳壳各15克，姜半夏、代赭石各12克，姜竹茹、琥珀（先煎）各10克，炒黄芩9克，炒黄连、甘草各5克。10剂，水煎，每日1剂，分2次服。

二诊，患者自诉服药后症状皆有缓解。偶有情绪焦虑，胃胀稍好转，仍有饥则灼热，咽干咳嗽，有物阻感，睡眠较前有所好转，但仍有多梦，小便调，大便偶有干结，舌红、苔薄，脉弦细。观其脉证均有好转，调整处方：小麦50克，酸枣仁25克，沙参、白芍、杜仲、茯神各20克，炒枳壳、姜半夏各12克，远志、竹茹各10克，炒黄连、甘草各5克。10剂，煎服法同前。

三诊，诸症显著好转，几天前因遇烦心事，心情烦躁郁闷，症状复发，自行服药后胃胀明显好转，现诉无饥饿感，饭后胃脘部偶有隐痛，咽干及咳痰症状好转，夜寐安，二便正常，舌稍红、苔薄，脉弦细滑。处方：酸枣仁、谷芽各 25 克，绿梅花、橘络、合欢皮、茯神各 20 克，炒枳壳、佛手各 12 克，姜竹茹、石菖蒲、远志各 10 克，炒黄连 3 克。继服 15 剂。

按语：脾为生血之源，肝为贮血之器，气滞、湿阻导致肝脾气机失调而致情志病症。该患者精神受创后出现情志失调，使肝气郁结不舒、气机升降无序，继而影响脾胃运化，湿阻中焦而发病。

初诊方中重用绿梅花、柴胡，绿梅花既可疏肝，又能和中兼以化痰散结，肝脾同调；柴胡可疏肝气，解诸郁；两药共用加强疏肝之功效，直达主因。调脾时要时刻把握"护脾而不碍脾，补脾而不滞脾，泄脾而不耗脾"原则，故临床中常选用补而不燥、滋而不腻、行而不滞的平补之品。太子参性平，既可益气健脾，又能润肺生津；炒枳壳性温，味酸、辛，功能行滞消胀，理气宽中，可疏布胃部胀满不适感；《本草正义》中指出枳壳"苦凉微酸，炒熟性平"，可知枳壳清炒后药性得到缓和，四药相合共为君药，以达疏肝解郁、调脾安神之功，可使患者情志得舒、心神得养，切中病机。琥珀为矿石类药物，因其入血分，重镇安神，故能使魂魄得定、五脏得安；酸枣仁入心、肝二经，性甘平，可养肝益心安神；两药相配心血得养，神智得安，可使患者的睡眠症状得到改善。又因肝气横逆犯胃，患者干呕症状明显，入以姜竹茹通利三焦、和胃止呕之效；黄芩、黄连可清上中二焦，使痰湿得祛，胃热得清；合姜半夏可使燥湿化痰，降逆止呕增强；患者胃气得降，干呕得止，症状自消。又因患者腰酸痛如折，胁肋胀痛不适，遂加入甘草和白芍。甘草一能调和诸药，二与白芍相配酸甘养阴，缓急止痛，以养肝体，药到症除，患者情志自安。

徐经世教授调治情志病时刻把疏肝解郁、调和脾胃放在首位。患者二诊及三诊时皆随症加减用药，多从肝脾入手，既注重肝的疏泄，又不疏忽脾的运化，与"见肝之病，知肝传脾"的著名论断交相呼应，为情志病的临床诊治提供新的诊疗思路。

2. 李赛美教授治疗神志病验案

（1）案例一

患者男，21岁。患者精神异常3年，诊为"被害妄想症"，初服氯硝西泮、利培酮等西药后症状缓解，但之后效果不显，"被害妄想"症状反复，且出现自主神经功能紊乱，白天手足抖动严重，上下唇不自主抖动，严重时下颌抖动，嘴不能合拢，疑心重，终日惶惶不安，总觉即将大难临头，大便干结，6～7日一行，动作较缓慢，口干欲饮冷水，纳一般，舌淡红、苔中白腻、右脉滑数有力、左脉沉稍涩。证属少阳不和、痰热内阻、上蒙清窍，予柴胡加龙骨牡蛎汤合温胆汤加减：党参、龙骨（先煎）、牡蛎（先煎）、白芍各30克，茯苓20克，大黄、枳实、淫羊藿、炙甘草各15克，柴胡、黄芩、法半夏、黑枣、竹茹、胆南星、石菖蒲、生姜各10克。7剂，西药仍按原剂量服用。

二诊，嘴唇已经无抖动，睡眠好转，已无被害妄想的症状，大便3～4日一行、成形，听力清晰，动作协调，可以完成写字等精细动作，舌淡、苔黄略厚，脉弦滑。处方：龙骨（先煎）、牡蛎（先煎）、党参、茯苓、虎杖各30克，竹茹、淫羊藿、石菖蒲、远志各15克，柴胡、黄芩、法半夏、黑枣、炙甘草、胆南星、桂枝各10克。7剂，水煎，每日1剂，分3次温服。西药仍按原剂量服用。后患者间断服药，经随访半年余，被害妄想症未见复发。

（2）案例二

患者女，78 岁。因狂躁 2 日就诊。患者近 2 日因与家人发生口角后暴怒不解，致精神失常，叫骂不休，语无伦次，不识亲人，昼夜不眠，饮食不进，大便已数日未解，两眼明亮发直，面色红，唇干舌裂，少腹似硬，舌淡、苔黄腻，脉沉细涩。诊为狂证，证属阳明蓄血兼少阳郁结，予柴胡温胆汤合桃核承气汤加减：党参 30 克，玄参 20 克，桃仁、大黄、桂枝、生地黄、枳实、竹茹、茯苓各 15 克，炙甘草、柴胡、黄芩、法半夏、黑枣各 10 克，陈皮 6 克。5 剂，水煎，每日 1 剂，分 3 次温服。服后排黑色塘泥样便数次，叫骂大减，能睡 3 小时，常欲食。

二诊，续以桃核承气汤、四逆散、增液汤合方加减：麦冬、麦芽各 30 克，生地黄 20 克，玄参、赤芍、鸡内金、桃仁、天花粉各 15 克，大黄、桂枝、柴胡、枳壳、西洋参、五味子各 10 克，炙甘草 6 克，琥珀 3 克。5 剂，水煎，每日 1 剂，分 3 次温服。服后神志已如常，无叫骂，夜能入睡，唯梦多。

按语： 案例一患者痰涎蒙蔽清窍，发为幻觉、惊恐，治以柴胡加龙骨牡蛎汤合温胆汤，其中竹茹、胆南星化痰，石菖蒲醒神开窍，茯苓、大黄、枳实通利三焦，并配以芍药甘草汤以益阴通便。案例二患者因过怒使痰瘀随逆气上犯清阳，发为狂证，治以柴胡温胆汤合桃核承气汤加减以化痰逐瘀。两个案例皆施以柴胡剂，通过畅达三焦，使气机升降恢复如常，故惊狂得治。

八、癔症

1. 李志道教授"开阖枢"理论治疗癔症验案

（1）太溪枢转三阴之精气以达目，治癔症性失明

患者女，54岁。因双目失明3日就诊。患者26日前因丧独而心情不舒，整日以泪洗面，日渐目眼红肿疼痛，3日前突然失明，且无缓解。诊见面色黧然，精神不振，双眼不能自然睁大，睡眠欠佳，大小便正常，舌暗红、苔白，脉沉细。治以枢转气机、填精明目解郁。

针灸治疗针刺双侧太溪，浅刺0.3寸（同身寸，下同），使针感分别传向足心及小趾，10分钟行针1次，共行针3次，后留针10分钟，行针期间言语引导并安慰患者。起针时患者可正常视物，仅留酸痛感。然后再行调神舒郁法，每日1次，连续10日。取穴胆经四透、合谷、太冲、三阴交、悬钟常规针刺，同时内关透间使、郄门，丘墟透照海三针施以互动式针法，即行针时嘱患者深呼吸，每次必将气吐净再深吸气，气出则郁解，约1分钟后再留针30分钟。

按语： 目为精气之所聚，以应五脏，黑睛属肝，瞳仁属肾，且肝肾精血同源。少阴为三阴枢，若少阴枢转失利，精气血不可相互为用，不能循经上荣于目，则精明失用以致目不可视、红肿疼痛等症。且患者抑郁日久，面容憔悴，此为肝郁不舒，气血郁闭。太溪属少阴可开少阴枢，畅三阴之经气使精气血互化、上下通达；又为肾经原穴，善滋肾阴，以达滋水涵木之效，还可以激发经气上行。少阴为"枢"，枢机正则元阴元阳得以调和，五脏功能恢复，症状自平。

（2）通里畅调少阴之气机以充喉，治癔症性失语

患者女，35岁。因失音10日就诊。患者检查10日前因与他人发生口角而情志不舒，翌晨起不欲言语，张口无声，咳嗽、哭笑的声音仍正常，喉镜未见异常。诊见面色如常，情绪焦躁不宁，纳寐可，二便调，舌尖红、苔白，脉弦细。诊为癔症性失语，治以调畅气机、通络调神解郁。

针灸治疗，哑门针刺1.2寸得气后，通里针刺0.2寸得气，留针5分钟，用泻法使针感向小指放射，此时患者呼痛，即知已见成效，留针10分钟，出针时已能正常言语。症状愈，亦行10次调神舒郁针法以善后。

按语： 癔症性失语多为心气不足，加之忧思劳虑虚火上炎，炼液成痰，痰热闭阻心包，或情绪刺激，致使患者情志不舒，气机郁闭，阻滞经脉，故不能言。心藏神，为君主之官，手少阴心经枢机不利，心气不能上充，气机不能调达，故患者苦不欲言。言为心声，通里为心经络穴，可疏通少阴之枢机而宁心神，通舌络，络脉得通则言语自能。哑门为回阳九针穴之一，属督脉入络脑，可开窍调神。督脉循经喉部，经络所过，主治所及，"哑门，舌缓不语而要紧"，因此哑门亦可利舌和营、通利机关。

（3）肩井通利枢机畅经脉以荣四肢，治癔症性瘫痪

患者女，14岁。因双下肢瘫软无力3日就诊。患者3日前出现双下肢瘫软，左脚呈足内翻状态，无法正常步行，由其父搀扶进入诊室，沉默寡言，其父述其平日不善言语，喜静少动。诊见无法自主站立，神色如常，舌淡、苔白，脉沉细，四肢、脊柱无畸形，常规化验及头部CT均无异常，双下肢肌力3级，感觉迟钝，生理反射存在，病理反射未引出。诊为癔症性瘫痪，治以通利枢机、调气行血通经。

针灸治疗，取双侧肩井，采用1.5寸针，进针0.5～0.8寸，采用合谷

刺法配合捻转，待肩部有酸胀感后，调整针尖方向分别向四周，均得气后将针提至皮下，再向前、后斜刺约 1 寸得气，向后斜刺时需强刺激，同时鼓励患者活动四肢，后采用短时间静留针法留针 30 分钟，操作时注意勿刺伤肺尖。起针，患者已可正常行走，左足无足内翻现象，肌力 5 级。症状愈，后仍行 10 次调神舒郁针法以善后。

按语：癔症性瘫痪多以四肢痿弱无力为主症，属"痿症"范畴，女性患者居多，与心理因素关系密切，少阳枢机不利为主要病机。患者多素体肝郁脾虚，肝胆互为表里，肝经失常可致足少阳胆经枢机不利，从而导致经脉闭塞，气血津液运行障碍，经脉失于濡养，产生感觉异常甚或肢体痿弱不用。肩井为足少阳经与阳维脉之交会穴，少阳为枢，胆经主病"髀、膝外至胫、绝骨、外踝前及诸节皆痛"，因此肩井治疗腰腿疾患有良好效果，同时互动式针法、留针候气法等理气调神法对神志类病症效果更佳，行针当下即可改善症状，起针后多可收效。

八总穴歌云"两足肩井搜"，肝胆经互为表里，疏通肩井不仅使少阳经脉气血通畅，同时通利枢机、调肝气而理血，既可调和机体阴阳气机，又有疏肝调神之意，对于癔症性瘫痪有良效。

2. 李志道教授"调心疏肝方"治疗精神分裂症验案

患者女，55 岁。因精神失常间断性发作 10 年就诊。家人诉其突遭变故后精神抑郁，喜胡思乱想，多疑，幻听，时常语无伦次，时有大声吵闹，行为幼稚，经氯丙嗪治疗后病情有所好转。诊见面色苍白，表情淡漠，语无伦次，自诉心慌、胆怯，舌淡边有齿痕、苔白腻，脉滑数。西医诊为精神分裂症，中医诊为癫病。

针灸治疗，内关透间使、郄门，丘墟透照海，胆经四透，地机，丰隆，足三里。主穴操作方法如上，余穴常规针刺，地机、丰隆、足三里有弱针感即可，留针30分钟，隔日1次。治疗1个月后患者精神症状明显好转，继续治疗半年余后，患者自制力基本恢复，幻听明显减少，其间因情志不遂致病情又有所加重，嘱患者重视精神调护，避免情志刺激，继续针刺14个月后症状基本消失。

按语： 癫病总属痰气郁结，蒙蔽神机。该患者素体痰湿，气机阻滞，痰随气升，闭阻清窍，病久则心脾耗伤，气血不足，治宜理气解郁、化痰醒神。地机、丰隆、足三里组合使用功似温胆汤，具有化痰除湿理气之功，其中丰隆可健脾和胃化痰；足三里为足阳明合穴，舒畅胃肠气机，和胃健脾，助化痰湿；地机为脾经郄穴，可激发脾气，健脾利水，活血行气，脾气舒畅则肝气调达。三穴合用可祛除痰湿，配合"调心疏肝"方之疏肝解郁、醒神开窍，共奏理气化痰、解郁安神之功。

3.慢性心理疾病的中医综合调治及临床观察验案

患者女，17岁。某重点高中高三学生。该生成绩一直优秀，临近高考，学业紧张，压抑感严重，上课时注意力难以集中，成绩退步，由女生第1名下降到第5名，其母十分焦急，领女四处求医，收效甚微。诊见脉弦，舌红、苔滑，胸闷纳呆，寐差。教患者集中精力、增强注意的经穴行为控制法，当走神时自我按压内关、神门等穴位，调节自己，同时每日定时做5次健脑保健小功。同时予藿香正气散加减健脾除湿，予酸枣仁汤加味养心安神，之后随症而治，汤剂每周只服2剂，中间停药1日。依次服药膳薏苡仁炖鸭子、莲子蒸猪心、桂圆肉蒸鸽子等。患者严格配合医生进行治疗，效果十分明显，尤其是第1～2周，很快重新集中注意力，解除了过分紧张感、压抑感，精力充沛，学习效率提高，2个月后学习成绩回升到女生第1名，饮食增加，睡眠好转，面色转红润，疗效满意。

4. 温胆汤合酸枣仁汤加味治疗强迫症验案

强迫症为常见的慢性精神障碍，其特点是反复出现的令人痛苦的强迫行为。国内调查其患病率为 0.3%，约占神经症门诊的 1.3%，城乡比例接近。临床运用温胆汤合酸枣仁汤加味治疗强迫症 25 例，均取得良好疗效，总有效率为 92%。

处方：夜交藤 30 克，炒酸枣仁、石菖蒲各 15 克，法半夏、远志、陈皮各 10 克，竹茹、枳实、知母、茯苓、川芎各 6 克，炙甘草 3 克，茯苓 5 克。水煎，煎取药液 400 毫升，分早晚 2 次温服。每日 1 剂，12 周为 1 个疗程。